訪問看護のための栄養アセスメント・食支援ガイド

江頭文江 編著
梶井文子 編集

中央法規

はじめに

「いつでも，どこでも，どんな人でも，食べることを楽しみたい！」

健康ならば健康なりの，疾患があれば疾患に対応した，食べる機能に問題があればそれに対応した「食支援」のあり方があります。在宅支援には，生活を主体として医療と介護の両方の視点が必要であり，そこには多くの職種が関わります。それぞれの職種の視点で食支援があり，多くの職種が集まれば集まるほど，「食支援」の可能性は広がりますが，その介入の視点や方向性の統一は重要になります。

20 数年前，私が訪問栄養指導をやるようになり間もない頃，訪問看護師としてベテランのYさんに，栄養管理をするということはしっかりと利用者の身体を観ることと，課題はたくさんみえるけど支援は「押す」ばかりじゃなくて「引ける」ようになれるとよい，ということを教わりました。当時は一生懸命「良くなること」を目指して試行錯誤していましたが，いろいろな方に関われば関わるほど，未病対策，フレイル予防，疾患管理，摂食嚥下障害，低栄養・サルコペニア，認知機能の程度，介護環境，終末期等により，食支援はさまざまであると経験しました。

訪問栄養指導では，摂食嚥下のアプローチのニーズが 7 割以上あり，介入後に改善する人は 30 ％，維持が 40 ％，悪化が 15 ％という報告もあり，低栄養状態の悪化や機能低下をすることなく，「維持」をすることの大切さを感じます。しかし，「維持」とは「変わらない」ということであり，支援側や本人・介護者にとって「変わらない」ではモチベーションの維持が難しく，苦労することも少なくありません。そのときには，「再入院することなく，安定していますね」「安定して食べられていることは大切なことです」などと意識して言葉にするようにしています。

どのように介入したらよいのか，その場面場面で迷うことは多くあります。「食支援」には正解はなく，個々に寄り添い，介護者に寄り添いながら，しっかりとアセスメントができるということが重要です。低栄養状態は，発熱や誤嚥等身体状況の不安定を招きます。本書では，訪問看護の支援で必要な栄養や食事・摂食嚥下機能のアセスメントと支援，介護者からニーズがある嚥下調整食の活用，疾患や症状別の食支援等を盛り込みました。本書を活用することにより，在宅療養者への食支援の実践の一助となれば幸いです。

2022 年 5 月

江 頭 文 江

編集にあたって

　多くの医療機関では栄養サポートチーム（Nutrition Support Team：NST）として，医師，歯科医師，看護師，管理栄養士，理学療法士，作業療法士，言語聴覚士，薬剤師，検査技師，医療ソーシャルワーカー，歯科衛生士などが，それぞれの専門領域から，入院患者の栄養アセスメントから食支援・評価までの栄養管理（栄養ケア・マネジメント）を担っています。介護保険施設においても，介護職や福祉職も含めた多職種で入所者の栄養管理が実施されています。

　一方，訪問看護師は，療養者の自宅を一人で訪問し，栄養アセスメントから食支援・評価までの栄養管理を行うことは，訪問看護のさまざまな業務の中では難しいといえます。しかし，栄養管理は，療養者にとって必要不可欠な業務であり，特に食支援は人としての尊厳にもつながる重要な支援とされています。

　在宅で療養する高齢者は，医療機関に入院する高齢者よりも，栄養・食に関して潜在的な問題・課題をもっている場合が多いことから，高齢の療養者と家族へは，予防的かつ適切な食支援技術が必要とされる場面が多いと思われます。

　高齢の療養者に訪問看護の経験のある方は，限られた訪問時間内で療養者と家族に接する中で，療養者の摂食・嚥下機能や栄養状態のアセスメントを行い，このままでよいのだろうか，訪問看護として何かできることがないのだろうかと感じたり，訪問看護師として具体的な食に関する支援を行うために，管理栄養士に相談したいと感じたりしたことがあるのではないかと考えます。

　現在の看護基礎教育の中では，在宅療養に関わらず高齢者への具体的な食支援の内容や技術は，十分に教育がされているとはいいがたいのです。そのため臨床での看護実践の場で継続的に食支援については学習をしていく必要があると考えます。

　本書は，訪問看護師が，在宅の療養者への食支援を行う必要性や，看護師として実施できる栄養状態や食事のアセスメントとその支援方法，摂食・嚥下機能のアセスメントと支援方法，疾患・症状別の支援方法をまとめています。また訪問看護師にとっては少々苦手とされる嚥下調整食の活用法やとろみのつけ方などについても，わかりやすく説明がされていますので，ぜひ日々の療養者とご家族への実践に生かしていただきたいと思います。在宅の高齢療養者の健康管理の中で栄養状態のアセスメントや，その療養者にあった食支援を行うことは基本的なことであり，重要なことです。

　著者の江頭文江先生は，長年の在宅療養者と家族に訪問栄養指導をされてきた豊富なご経験から，訪問看護師の立場や役割をよくご理解くださっており，どのようにしたら訪問看護師と管理栄養士が連携していけるのか，高齢の療養者と家族の食支援を効果的に行えるかを具体的に教えてくださっています。本書は，訪問看護師だけでなく高齢者施設で働く看護師にとっても非常に有益な食支援のガイドとなることでしょう。

2022 年 5 月

梶 井 文 子

Contents

Chapter 1 訪問看護と食支援の関係 — 1

Section 1 訪問看護になぜ食支援が必要か ······· 2
 1 4つの食支援　2
 2 栄養管理は全身管理のひとつ　5
 3 在宅療養と低栄養状態　6
 4 加齢による身体機能の変化　7
 5 食欲低下，食事摂取量低下の要因　10
 6 在宅療養とフレイル　12

Section 2 ステージ別の栄養管理 ··············· 14
 1 予防，治療（改善），維持，終末での栄養　14

Chapter 2 栄養・食事のアセスメントと支援 — 17

Section 1 居宅における食支援の考え方 ··········· 18

Section 2 栄養に関するアセスメントツール ······· 20
 1 栄養管理プロセス　20
 2 栄養スクリーニング　23
 3 栄養アセスメント　26
 4 サルコペニアの評価　28
 5 1日に適切な必要栄養量　30

Section 3 フィジカルアセスメント ············· 36
 1 フィジカルアセスメントのポイント　36

Section 4 日常生活と食事場面のアセスメント ····· 39
 1 日常生活と食事提供についてのアセスメント　39
 2 住環境の観察，アセスメントのポイント　42
 3 食事場面での観察　44
 4 食事摂取量の把握　48
 5 水分摂取の把握　50

    6   食形態   51

| Section 5 | 原疾患の療養と低栄養予防 | 54 |

| Section 6 | リハビリテーションと栄養 | 55 |

| Section 7 | 家　族 | 56 |

    1   家族指導のポイント   56
    2   家族との情報共有   57

| Section 8 | 他職種へのコーディネート | 58 |

    1   多職種の情報共有   58
    2   利用者の食や栄養に関する情報連携   58

| Section 9 | 臨床倫理 | 62 |

    1   意思決定プロセスと食支援   62

Chapter 3　摂食嚥下機能のアセスメントと支援　　65

| Section 1 | 総　論 | 66 |

    1   摂食嚥下の重要性   66
    2   食べる機能の低下と要因   66
    3   摂食嚥下5期   69

| Section 2 | 摂食嚥下アセスメントツール | 71 |

    1   摂食嚥下スクリーニングテスト   72
    2   摂食嚥下アセスメント   74
    3   KTバランスチャート   78

| Section 3 | 摂食嚥下の支援 | 81 |

    1   口腔ケア   81
    2   楽しくアレンジ　食べる前の準備体操   85
    3   摂食嚥下リハビリテーションの種類   87
    4   姿勢   89
    5   食具   90
    6   食事介助   91
    7   栄養   93
    8   経管栄養   94
    9   食形態(嚥下調整食)   96

    10　呼吸リハビリテーション　　99
    11　リスク管理　　100

Section 4　摂食嚥下の再評価 ……………………………………………………… 102

Chapter 4　嚥下調整食の活用　　　　　　　　105

Section 1　嚥下調整食の特徴 ………………………………………………………… 106

Section 2　食べやすい食材の選択と調理の工夫 …………………………………… 108
    1　咀嚼や嚥下機能が低下したときに注意したい食べ物　　108
    2　食べやすくするための調理の工夫　　109
    3　食塊形成を助ける〜つなぎ〜　　110
    4　主食の工夫　　111
    5　とろみ調整食品の特徴と使い方　　112
    6　ゲル化剤の特徴と使い方　　114
    7　ミキサーやハンドブレンダーと使い方のポイント　　116

Section 3　献立作成のポイント ……………………………………………………… 117
    1　献立をたてるときのポイント　　117

Section 4　市販食品の活用のポイント ……………………………………………… 119
    1　市販食品の選び方　　119
    2　介護食品・栄養補助食品の選び方　　121
    3　市販食品のアレンジ　　123
    4　栄養補助食品と慢性疾患への応用　　127

Chapter 5　疾患・症状別の食支援　　　　　129

Section 1　疾　患 …………………………………………………………………… 130
    1　脳血管疾患　　130
    2　パーキンソン病　　132
    3　認知症　　133
    4　糖尿病　　136
    5　慢性腎臓病　　138
    6　透析　　140
    7　心不全　　141

8 慢性閉塞性肺疾患（COPD）　143

9 誤嚥性肺炎　144

10 がん，緩和ケア　146

11 老衰・終末期　149

Section 2　症　状 ⋯⋯⋯⋯⋯⋯⋯⋯⋯⋯⋯⋯⋯⋯⋯⋯⋯⋯⋯⋯⋯⋯ 151

1 褥瘡　151

2 脱水　153

Chapter 6　Q & A　157

Section 1　栄養評価 ⋯⋯⋯⋯⋯⋯⋯⋯⋯⋯⋯⋯⋯⋯⋯⋯⋯⋯⋯⋯⋯⋯ 158

Section 2　慢性疾患 ⋯⋯⋯⋯⋯⋯⋯⋯⋯⋯⋯⋯⋯⋯⋯⋯⋯⋯⋯⋯⋯⋯ 160

Section 3　摂食嚥下障害 ⋯⋯⋯⋯⋯⋯⋯⋯⋯⋯⋯⋯⋯⋯⋯⋯⋯⋯⋯⋯ 162

Section 4　認知機能の低下 ⋯⋯⋯⋯⋯⋯⋯⋯⋯⋯⋯⋯⋯⋯⋯⋯⋯⋯⋯ 165

Section 5　経管栄養 ⋯⋯⋯⋯⋯⋯⋯⋯⋯⋯⋯⋯⋯⋯⋯⋯⋯⋯⋯⋯⋯⋯ 166

Index　169

編集・執筆者紹介

編集・執筆

江頭 文江(えがしら・ふみえ)

地域栄養ケア PEACH 厚木 代表

静岡県立大学短期大学部食物栄養学科卒業。聖隷三方原病院栄養科にて，嚥下調整食の研究や摂食嚥下障害者の栄養管理を行う。退職後 2000 年に管理栄養士による地域栄養ケア団体「ピーチ・サポート」を設立。2003 年 4 月に「地域栄養ケア PEACH 厚木」と改称，現在に至る。訪問栄養指導や外来栄養指導，離乳食や介護予防講座等，赤ちゃんから高齢者まで幅広い年齢層に対応し，生活の視点をもった地域食支援を実践している。

日本摂食嚥下リハビリテーション学会評議員，日本在宅栄養管理学会評議員，日本褥瘡学会評議員ほか。2017 年，84（えいよう）selection2017 にて日本栄養士会会長賞受賞。嚥下調整食や在宅栄養ケアに関する著書多数。

管理栄養士，日本摂食嚥下リハビリテーション学会認定士

編　集

梶井 文子(かじい・ふみこ)

東京慈恵会医科大学医学部看護学科老年看護学教授

東京大学医学部附属看護学校卒業，女子栄養大学栄養学部栄養学科卒業，東京医科歯科大学大学院医学系研究科保健衛生学専攻博士後期課程修了。東京大学医学部附属病院で勤務後，時事通信社（株）健康管理室で栄養指導・カウンセリング等の保健活動や健診業務を経て，おもて参道訪問看護ステーションで訪問看護師を経験。その後，聖路加看護大学（現聖路加国際大学）で助教・准教授を経て，2015 年より現職となる。訪問看護においては，在宅での高齢者の低栄養状態，誤嚥性肺炎のリスク早期把握と予防的なケアの実施，管理栄養士との連携の必要性を強く感じてきた。所属大学では老年看護学の科目以外に，臨床栄養学を担当している。

看護学博士，看護師，管理栄養士，認知症ケア上級専門士（日本認知症ケア学会）

訪問看護と食支援の関係

訪問看護になぜ食支援が必要か

　訪問看護では，療養者のご自宅等に伺い，病状や障害の状態の把握，療養に関する日常生活の助言，保清，排泄ケア，服薬管理，栄養管理，褥瘡等の傷の手当，カテーテル管理，医療機器の管理・指導，リハビリテーションなどを行います。訪問看護の栄養管理とはどのようなことを行っているでしょうか。

　利用者のなかには，入院によりやせてしまい，ADL が低下したということもみかけます。これは，入院中の絶食や末梢静脈栄養や経管栄養の栄養管理が続くことも要因とされています。実際，回復期リハビリテーション病棟で経管栄養管理であった脳卒中患者の約 9 割に何らかの低栄養リスクが認められ，これは嚥下障害をもたない脳卒中患者における割合よりも大きいという報告があります。

　低栄養のリスクがあるにも関わらず，不適切な栄養管理を行い，リハビリテーションを進めることで，リハビリテーションの効果も得にくく，さらに全身状態を悪化させます。

　栄養状態の不安定は，発熱や摂食嚥下機能の低下等，全身状態の不安定にもつながります。全身状態が不安定であると，本人がつらい，介護者が不安であると同時に，訪問看護にとっても定期訪問以外に緊急訪問や対応が増えることにつながります。利用者にとっても，支援者にとっても，栄養状態を安定させることは非常に重要です。

　栄養状態を安定させるといっても，毎日の食事づくりや食事介助，経管栄養管理等は介護者にとっての負担は大きいものです。療養者・介護者の生活を汲みながら支援をしていく必要があります。

1　4 つの食支援

　「食支援」とは，療養，疾患，介護，生活等を把握し，相手を尊重しつつ，誰でも口から食べる喜びを実感できるよう支援することです。単に食や栄養の知識やスキルだけでなく，多視点でのかかわりが必要です。食支援には 4 つあります(表 1-1)。

表 1-1	食支援の 4 つのポイント

1) おいしく食べる
2) 楽しく食べる
3) 健康に食べる
4) 最期まで食べる

1 おいしく食べる

　おいしく食べるためには，①おいしい<u>料理</u>だけでなく，②おいしく感じる<u>心身の健康</u>，③おいしく食べるための<u>機能</u>が必要です。

　おいしい料理といっても，個々の生活スタイルや食歴により，「おいしく」感じる料理は異なるかもしれません。昔から好きなものもあれば，病気になり嗜好が変わった，ということもあります。「昔は○○が大好きだったのに～」という会話は時々見られますね。昔にこだわりすぎて，本人の想いに添わないということは避けたいものです。嗜好には，単に味だけでなく，食感や見た目，においなども関係し，認知機能の低下や咀嚼・嚥下機能の低下は嗜好へ影響します。

　精神的なストレス，発熱などの体調不良などは，目の前にどんなにおいしい料理があっても，おいしく感じることはできません。普段からおいしく感じるための心身が健康であることが重要です。

　きんぴらごぼうは味だけでなくシャキシャキの歯ごたえや咀嚼している音を楽しみます。かたいものが食べられないからといって，いつも軟らかいものばかり食べているのは味気ないものです。軟らかいものやまとまりやすい料理はなんとなく味もぼやけがちです。おいしく感じるためにも咀嚼や嚥下機能を維持するということは大事です。

2 楽しく食べる

　誰かと食べる，盛付の工夫や好きな食器を選ぶ，花を飾る，音楽をかける等，楽しく食べる環境は，いろいろあります。とはいえ，一人暮らしや日中独居の生活環境，食事介助でじっと観察されている状況では楽しく食べられないかもしれません。慢性疾患の食事療法や嚥下調整食・低栄養状態等で食べることが大変であっても「食べる」という行為は楽しみたいものです。

● エピソード

　S さん（82 歳，男性）は脳梗塞の既往があり，嚥下障害があります。食事は，家族が食べる料理をミキサーにかけていました。食べることが大好きだと言っていた S さんですが，なかなか食が進まないとのことで訪問

すると，すべての料理を同じ形の白い食器に盛り付けており，何の料理なのか分かりにくくなっていました。介護者は「ミキサーにかけちゃうと同じような感じですからね」と話し，Sさんは食べているときもあまりよい表情をしていません。そこで，盛付の食器を変えてみました。白いお粥は黒いお茶碗に，主菜のさばの味噌煮は和食器に移され，一気に雰囲気が変わりました。すると，Sさんは，じーっと料理をみつめ，ゆっくり和食器に手を伸ばし食べ始めました。

3 健康に食べる

　在宅療養をされている方のなかには，脳梗塞の後遺症，心不全や糖尿病等，なんらかの病気をもっていることも少なくありません。病気の予防には食事は重要だとされますが，脳梗塞になると，もうこんな大きな病気にはなりたくないと思いつつも，退院して自宅に戻ると元の食生活に戻ってしまうということも少なくありません。いつまでも元気で食べることができるのは，やはり体調が安定しているということも大きいでしょう。脳梗塞後，摂食嚥下障害になり，ゼリー食からステップアップして常食まで食べられるようになった経験をしていると，なおさら食べたいものを食べたい，という想いになるのは理解できます。とはいえ，脳血管疾患の再発は，さらに嚥下障害を重度化させることもあり，再発予防の視点はもっておきたいものです。そのため，普段からある程度の血糖や血圧コントロールを心がけ，過食や過剰な塩分摂取は避けたいところです。

4 最期まで食べる

　「口から食べる」ということは，栄養や水分を補給すると共に，楽しみやコミュニケーション手段のひとつでもあります。ひとは，口から食べることができなくなれば，栄養や水分を身体に入れることができません。現在は，胃ろうや中心静脈栄養等人工栄養投与の方法もありますが，なかにはそれを望まない選択をする場合もあります。

　がん末期で終末を在宅で迎えるために，自宅に帰ってきたという場合もあれば，訪問看護で長くかかわってきた方が，いよいよ食べられなくなり，終末期を迎えるという場合もあります。最期に本人が望むこと，介護者が望むことを伺いながらも，しかし身体は弱り，食べることもままならない中で，できることを探っていきます。このようなとき，摂食嚥下アプローチの安楽な環境づくり（口腔ケア，姿勢調整等）と安楽な食べ物（嚥下調整食）を伝えながら，最期までおいしいと感じてもらえる支援を行いたいものです。

　Kさん（79歳，男性）はくも膜下出血の発症後，リハビリテーション病院を経て在宅療養を続け10年になりました。重度嚥下障害と診断され，入院中には胃ろうの提案もありましたが，在宅医療チームとともに経口から食べ続けられていました。10年たったころ，常食まで食べられるようになった食事も，時間がかかるようになり，徐々に食形態も変化していきました。時々発熱や肺炎を繰り返し，増えた体重も徐々に減少していき，12年たったころ，最期の時を迎えます。訪問医，訪問看護師，歯科衛生士，管理栄養士などが情報共有しながら，関わります。最期の時の1，2週間前となると，少し飲む量が増えると，痰の量が増えるということで，口腔ケアや吸引等を行いながら，飲むというよりも「味わう」をイメージして，ケアを進めました。そして，最期の3日前までイオン飲料や果汁などをわずかに口にすることができました。

2　栄養管理は全身管理のひとつ

　栄養管理，というと，どうしても専門的なことばに聞こえがちですが，そうではありません。どの職種も，ケアのなかで「食べられていますか？」とか「少しやせましたかね」等，少なからず会話をしているのではないかと思います。栄養状態の安定は全身状態にも大きく影響があり（表1-2），顔色や眼球，頭髪，皮膚の状態等は栄養評価と大きく関連があります。

　食べる量が減り，やせてしまうと，身体機能の低下により咳嗽力が低下し，誤嚥性肺炎のリスクが高くなります。嚥下機能が低下してきたからといって，嚥下

表 1-2　食事が関連する全身状態の変化

全身状態の変化		食事に関する要因の例
皮膚の乾燥がみられる	→	水分不足，油脂不足，低栄養
覚醒が悪い	→	低栄養，水分不足
食べるときによくむせていたのに，最近はむせなくなった	→	全身機能の低下，咳嗽力の低下
痰がごろごろと絡むようになった	→	咽頭残留が増えた，喀出力の低下，残留物を嚥下できない
食べると疲れやすい	→	体力低下
便秘や下痢が続く	→	食事摂取量低下

訓練を行ってもなかなか改善しない場合もありますが，そのような場合には，低栄養状態であることが多く，誤嚥性肺炎を繰り返します。栄養状態が改善することで，嚥下機能や咳嗽機能が改善し，たとえ誤嚥したとしてもしっかりとむせられるようになります。栄養管理は特別なものではなく，全身管理を行う上で押さえておかなければいけない重要なもののひとつです。

● エピソード

Ｙさん（65歳，男性）はくも膜下出血の発症後，四肢麻痺，全介助にて，介護者の妻と在宅療養をしています。172 cm と大柄にもかかわらず，糖尿病の既往もあり，胃ろうによる栄養投与は1,200 kcal/日で，1日1回お楽しみで経口摂取を行っていました。あるとき血糖コントロールが不良だということで，医師の指示で栄養投与は800 kcal/日となりました。しかしその後，発熱しやすくなり，誤嚥性肺炎で入院し，お楽しみの経口摂取はできなくなってしまいました。血糖コントロールのために，栄養補給量を調整するのはひとつの方法ですが，必要栄養量以下となってしまう場合には，それ以外の方法（投薬内容を調整すること等）も選択肢として考えていきたいものです。

3 在宅療養と低栄養状態

低栄養状態とは，エネルギーとたんぱく質が欠乏し，健康な体を維持するために必要な栄養素が足りない状態をいいます。高齢になると，咀嚼や嚥下機能が低下したり，消化機能が低下することで，十分な栄養や水分をとれなくなることがあり，低栄養状態には注意が必要です。

低栄養状態になっても，自覚症状がなく，本人も周囲も気づきにくいこともあります。そのため，低栄養の指標として，BMI（体格指数），体重減少率，血清アルブミン等があげられ，なかでも在宅では体重を定期的に測る習慣があることはとても重要です。

BMI の計算式
BMI ＝体重(kg)÷身長(m)÷身長(m)
（例）150 cm で体重 45 kg の方の場合
　　 45 ÷ 1.5 ÷ 1.5 ＝ 20

表 1-3 BMI と体重減少率によるリスク評価

リスク分類	低リスク	中リスク	高リスク
BMI	18.5〜29.9	18.5 未満	18.5 未満
体重減少率	変化なし (減少 3％未満)	1 か月に 3〜5％未満 3 か月に 3〜7.5％未満 6 か月で 3〜10％未満	1 か月に 5％以上 3 か月に 7.5％以上 6 か月で 10％以上

厚生労働省「栄養スクリーニング・アセスメント・モニタリング（様式別）」の「低栄養状態のリスク判断」をもとに作成

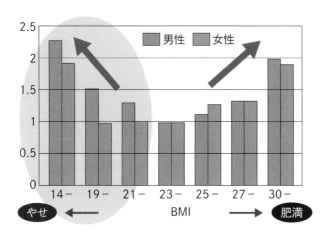

肥満による死亡率よりやせによる死亡率の方が高い
（BMI 23.0〜24.9 の死亡率を 1 とした場合の比較）

図 1-1 BMI 値と死亡率の関係
中期男女における BMI と死亡率との関連，国立がん研究センターがん対策研究所予防関連プロジェクト多目的コホート研究（JPHC study）を参考に作成
(https://epi.ncc.go.jp/jphc/outcome/250.html 2022 年 3 月 10 日参照)

　BMI は，＜ 18.5 が低栄養状態のスクリーニングのカットオフ値となります。体重減少率は，その数値により低栄養状態のリスクが判定されます（表 1-3）。
　高齢になると，若いときに比べ，身体の筋肉や水分が減るといわれています。健康維持には肥満には注意するイメージがありますが，実は肥満よりも，やせの方が死亡率の方が高い傾向があるともいわれています（図 1-1）。

4　加齢による身体機能の変化

　加齢により，さまざまな身体変化がみられますが，なかでも，食に関するものとして，①唾液の分泌が減る，②口が渇いたと感じにくい，③噛む機能が衰える，④飲み込む機能が衰える，⑤味覚が鈍くなる，⑥嗜好の変化や食欲がなくな

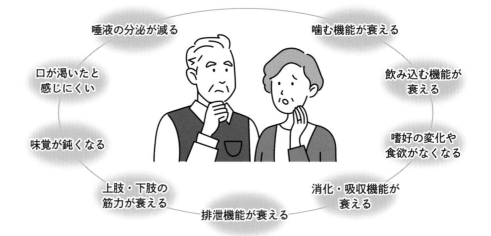

唾液の分泌が減る

噛む機能が衰える

口が渇いたと感じにくい

飲み込む機能が衰える

味覚が鈍くなる

嗜好の変化や食欲がなくなる

上肢・下肢の筋力が衰える

消化・吸収機能が衰える

排泄機能が衰える

図 1-2 加齢に伴う食に関する身体機能の変化

る，⑦消化・吸収機能が低下する，⑧上肢・下肢の機能が衰える，⑨排泄機能が衰える，等があります（図 1-2）。疾患の有無に関係なく，高齢者であれば，「食べる」ということへの身体変化を考慮し，介入する必要があります。

● エピソード

　Y さん（83 歳，女性）は，脳梗塞と糖尿病の既往があり，上肢に軽い右麻痺がありますが，娘の見守りのもと，生活の多くは自立して生活できています。食事は家族と同じ食事が食べられており，訪問栄養指導のための医師の指示には，「食事は常食を食べられており，摂食嚥下には問題なし，血糖のコントロールを目的に介入をお願いします」と記載がありました。初回の訪問で，問診，栄養アセスメントを行う中で，「食事はご家族と同じものということですが，どんなものを食べていますか？」「むせたりすることはありませんか？」と聞いていくと，『食事は食べられていますが，薬を飲むときむせるんです』という回答がありました。実は薬を飲むということは，薬を飲むために少し多くの水を口に含み，顎を上げてのむ等，通常水やお茶を飲むときとは異なる飲み方をします。そのため，薬を飲むときはむせやすいということがあり，嚥下機能の低下の早期発見につながります。その後 Y さんは，食前の嚥下体操を行ったり，食べ方にも注意するようになりました。

◆唾液の分泌が減る

　私たちが 1 日に分泌する唾液量は，約 1,500 mL といわれています。唾液の

分泌が減少することで，口が渇きやすい，口の中がべたべたするといわれます。舌の上にある味蕾は「唾液」を介して味を感じます。口腔が乾燥することで，味がわかりにくい，噛みにくいということにも影響します。さらに薬の副作用は，口腔内の乾燥を助長します。水分補給や口腔ケアなどで，口腔乾燥の予防が必要です。

◆ 口が渇いたと感じにくい

唾液の分泌が減り，口が渇いている状態になっているにも関わらず，中枢神経の鈍化から，口が渇いたと感じにくくなります。そのため，口が渇いたと感じたときには，もうすでに身体は水分を十分欲している状態になっていることが多くみられます。水分摂取が遅れがちになるため，起床時，10時，15時，20時と時間を決めて，意識的に水分補給を行うなど工夫したりします。

◆ 噛む機能が衰える

「噛む」とは，歯・舌・頬筋・口唇・顎を使って，食べ物や飲み物を唾液と混ぜることを指します。口腔内の環境の歯牙の欠損，義歯の不合，舌や頬筋・口唇の筋力低下などから，食べ物をうまく噛み砕けない，かたいものが噛めない，食べこぼしがある，食べ物が口の中に残る等があります。

◆ 飲み込む機能が衰える

「飲み込む(嚥下反射)」ときには，喉頭(喉ぼとけ)が挙上(上がる)します。これは舌骨上筋群，舌骨下筋群等により，喉頭や舌骨等を動かしています。高齢になると，喉頭の位置が下がるといわれ，さらに加齢により，こういった喉の筋力が低下することで，喉頭挙上が不十分になります。そのため，喉に食べ物が残りやすい，むせる等があります。

◆ 味覚が鈍くなる

味を感知するのは，舌の粘膜にある味蕾（みらい）とよばれる受容器の中にある味細胞です。味覚には，甘味，塩味，酸味，苦味，旨味の5種類がありますが，高齢になると味覚を感じにくくなるといわれます。また，唾液分泌の低下や薬の副作用の影響，食事摂取量の低下等からの亜鉛不足は味覚を変化させます。味覚の変化から，今まで食べていたものをおいしいと感じなくなり，食べたくない，食べる量が減る等が起きやすくなります。

◆ 嗜好の変化や食欲がなくなる

咀嚼や嚥下，味覚の変化だけでなく，生活環境，活動パターンなどの影響で食欲は変化します。孤食，粗食，食べる環境の変化などは食欲低下に影響があります。口腔内や喉の状態，味覚の変化から，嗜好が変わったり，全身の筋力低下から自分で食べることが疲れる，などの影響でも食欲の低下がみられます。

◆ 消化・吸収機能の低下

胃は，加齢によって粘膜が萎縮することで，胃酸分泌が低下し，病原体への抵抗力が低下します。鉄やビタミン吸収能力も落ちてしまいます。また，加齢に

よって胃の弾力性も低下するため，一度に大量の食べ物を胃にためておくことができなくなります。さらに，蠕動運動が弱まるため，小腸へ食べ物を運ぶ能力も低下します。つまり，たくさん食べていないように思っても，胃の中に食物がたまってしまい，胃が苦しくなるという症状がみられるようになります。

小腸は，消化液を分泌する能力が低下し，消化吸収が悪くなります。脂っこいものがあまり食べられなくなったり，乳製品の消化吸収の能力が衰えます。

◆ 上肢・下肢の筋力低下

食べることは全身の活動です。正しく座り，上肢で食具をもち，口元まで運ぶ，という流れであり，加齢ややせ，低栄養，サルコペニア等からうまく座れない，上肢の筋力が低下し，食具をもって，口に運ぶことがうまくいかないと，すすり食べになってしまったり，食べることに疲れやすくなります。

◆ 排泄機能の低下

膀胱の容積が減少するので，膀胱内に尿をためることが困難となります。少量の尿の貯留で尿意が起こるため，排尿回数も増え頻尿となります。腎機能の低下に伴って，尿の濃縮力が低下し，夜間も排尿回数が増えます。膀胱の弾力性の低下から，排尿後も尿感が生じます。膀胱の充満感が鈍くなるのが著明です。

大腸は，蠕動運動の低下や，肛門括約筋の収縮力の低下，腹圧の低下などが起こります。便がたまったときの直腸の収縮の低下や運動や身体活動の低下は，便秘を引き起こす可能性があります。便秘や下痢は薬の影響もあります。

5　食欲低下，食事摂取量低下の要因

「食べられない」ということは，すなわち栄養・水分がとれない，ということにもなり，全身管理をしていくうえで，非常に大きな問題です。「食べられない」とは単に嗜好が合わない，ということだけでなく，①咀嚼や嚥下機能，②胸やけや胃もたれ，便秘などの排泄問題などの消化器症状，③うつや認知機能，④姿勢や食事介助など摂食環境，⑤食事調達や調理スキル，⑥理解や実践についての介護力，⑦服薬の影響，⑧孤独や貧困などがあります（表 1-4）。実は，食や栄養の問題を探ることで，社会性や孤独，貧困など，より多くの問題を見つけることもできます。

●エピソード

Ｔさん（70 歳，女性）は一人暮らしで，糖尿病で近くの病院に外来で通院していましたが，最近，腎機能の悪化がみられ，糖尿病性腎症と診断されました。食事の準備は，自分での調理のほか，お惣菜などの利用もして

います。病院の栄養指導では，糖質の摂取に加え，たんぱく質食品の選択と摂取量について指導がありました。経過をみていましたが，なかなか腎機能が良くなりません。

　地域包括支援センターからの依頼で訪問してみると，一人暮らしの台所は，きれいに整理さえ，あまり調理をしていた様子が見受けられません。聞くと，「もともと料理は好きなんです。でも，たんぱく質食品の摂取は控えるようにっていわれ，何を食べていいのかわからなくなっちゃいました」と話します。さらに，金銭管理は近くに住む実姉がされていて，週の初めに1週間分のお金を置いていってくれるようでしたが，週の後半にはなくなってしまい，訪問した時の冷蔵庫の中は食材も少なく，おかずはあまり食べられていない状況でした。Tさんは食事摂取量不足に加えてたんぱく質制限の食事指導の後にたんぱく質食品を全く食べなくなるという状況により腎機能の改善は難しく，さらに金銭管理の問題も出てきました。

　このように，①〜⑧の問題を複合的に抱えていることになり，介入するにはしっかりと生活情報を把握し，その問題をひとつずつ整理していく必要があります。

表 1-4　食べられなくなる要因

疾病	がんや消化器疾患 糖尿病などの治療の影響 呼吸器系疾患や酸素療法 うつや認知機能の低下 下痢などの排泄問題
加齢	摂食嚥下機能の低下 視力の低下 サルコペニア，体力低下 嗜好の変化
生活環境	一人暮らし，高齢者世帯 共同世帯者の健康障害 買物，調理，配膳，喫食状況 粗食，以前の食事療法の影響

6 在宅療養とフレイル

● エピソード

　Wさん(80歳代, 男性)は, 糖尿病の治療で, 近くの診療所に定期的に外来受診をしていました。一緒に暮らしていた高齢の妻は介護が必要な状況になり, 介護施設に入所しています。郊外の家でしたが, 近くにバス停があることから, バスに乗って駅前まで出かけることもできました。

　あるとき, 糖尿病の悪化から腎機能が低下し, 食事も糖質だけでなくたんぱく質食品や塩分にも気をつけなくてはいけなくなりました。半年後, 診療所の検診で, 久しぶりに体重を測ると, 体重が8kg減っていてびっくりしています。「いろいろと食事に気をつけていたら, 何を食べたらいいのかわからなくなってしまった…」と話します。

　さらに, 「長時間座っているとお尻が痛くなる」, 「少し動くと疲れやすい」と訴え, 近くのコンビニまでも途中で一度休まないと歩いていけなくなってしまった, ということです。

　フレイルとは健康と要介護・寝たきりの間を指し, 簡単にいうと「加齢によって心身が老い衰え, 社会とのつながりが減少した状態」のことです。「frailty(虚弱)」が語源となっており, 2014年に日本老年医学会によって提唱されました。要支援・要介護の前段階の状態であるフレイルは, 単なる身体的機能の衰えだけではなく, 精神的脆弱や社会性低下なども生じることが特徴です(図1-3)。

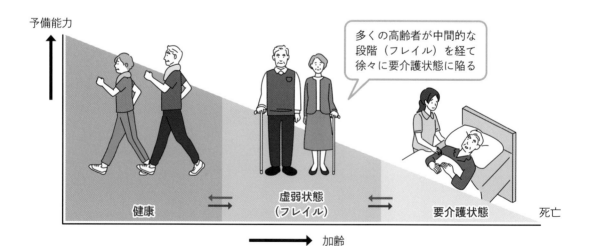

多くの高齢者が中間的な段階(フレイル)を経て徐々に要介護状態に陥る

予備能力

健康　　　　虚弱状態(フレイル)　　　　要介護状態　　　死亡

加齢

図1-3 フレイルの概念図

フレイルは，①身体的な衰え，②心理・精神的な衰え，③社会性の衰えの大きく3つの要素で構成されます。

◆ 身体的な衰え

　身体的な衰弱としては，筋肉量の低下があげられます。特に，お腹や背中などの体幹筋肉，ふくらはぎなど足の筋肉量の減少が顕著です。筋肉量が減ることで歩きづらくなったり，転倒の危険性が高まります。免疫力が低下し，血糖値の管理が難しくなるというような問題も出てきます。また，オーラルフレイルといって口腔機能の低下も起こります。食べ物が噛みづらくなったり，食べこぼしなどが増えたりすることが増え，悪化すると咀嚼や嚥下障害に進行します。

◆ 心理・精神的な衰え

　心理・精神的な衰えとして認知機能の低下があります。記憶障害や失語，失行，失認，遂行機能障害などが起こる状態です。いわゆる物忘れや，物の名前がなかなか出てこない，計画立てて物事を進められない，といったようなことから始まり，進行すれば認知症と診断されます。また心理的な衰えの症状として，うつ病を発症する場合もあるので注意が必要です。

　初期段階は「ボーッとする」「落ち着きがなくなる」などの変化が見られる場合が多く，認知症とも勘違いされやすい傾向にあります。

◆ 社会性の衰え

　社会性の衰えというのは，人や社会とのつながりが減っていくことです。人との会話や交流，社会とのつながりがなくなってしまうことによってもフレイルは進行していき，心身が健康であっても安心とはいえないので注意が必要です。定年退職や配偶者との死別で一人で過ごす時間が増える高齢者は多くいます。また今であれば新型コロナウイルスによって，以前よりも人と会う機会が減っている現状があり，深刻化しています。健康的に生きる意欲にもつながるため，高齢者の社会性を維持することはとても重要と考えられます。

ステージ別の栄養管理

1 予防，治療（改善），維持，終末での栄養

　地域包括ケアシステムは，高齢者が尊厳を保ちながら，要介護状態になっても，住み慣れた地域で自分らしい暮らしを最期まで続けることができるよう，住まい，医療，介護，予防，生活支援が一体的に提供できる体制をさします。このシステムを構築するためには，高齢者に対する支援とそれを支える社会基盤の整備が必要であり，中でも栄養ケア・食支援は重要な意味をもちます。

　地域には，乳幼児，学童，青年，壮年，老年期とさまざまな年代の人が混在しています。支援対象は利用者やその家族等地域で生活するすべての人々と，人々が住む地域そのものとし，偏食，やせや肥満，生活習慣病，加齢による虚弱な状況などの問題を抱えつつも，一次予防も含めた健康レベルへの支援となります。

　特に，高齢者は，年齢や性別は関係なく，加齢による変化（老化）はある日突然起こるものではなく，徐々に変化する生理的な現象であり個体差が大きく，疾患の影響も加わるため，個々の身体状況や機能をしっかりと把握する必要があります。地域の会合や趣味の集まり，地域福祉活動への参加等ができているときには，この活動を維持できるように支援することが重要です。

　フレイル（虚弱な状態）になると，そこから健康な状態に戻るためにも適度な運動と適切な食事・栄養摂取が重要となります。食事からは十分なエネルギー，たんぱく質をとり，散歩などの外出を促したり，自宅でのレジスタンストレーニングをリハビリテーション等で行います。

　フレイルから要介護状態へと移行してしまうと，機能低下や障害をもった状態でもさらにこれを維持したり口から食べる機能を改善させたりするための支援が必要です。栄養学的には，フレイルと同様に十分なエネルギー，たんぱく質が必要となります。ただし，疾患の食事療法が必要な場合は，それに合わせて対応します。

　要介護度が進み，人生の最終段階がみえてきたときには，身体機能にあわせて，栄養補給のギアチェンジが必要となります。しっかりとした栄養補給で身体機能を維持するということではなく，衰えていく身体は栄養を吸収できることが

難しくなり，浮腫や腹水などの身体の変化が現れます。ここでは，身体が吸収できる分だけの栄養を補給するということになり，過度な栄養や水分は不要となります。

1 病院から在宅へシームレスな食支援

いまでは，入院と同時に，退院を見据えた看護計画の作成，退院後の在宅支援者との合同カンファレンスなどが行われるようになってきました。入院中の経過を把握しながら，退院後はどのような生活になるのか，キーパーソンは誰なのかなど，病院と在宅の両方のスタッフが情報共有します。自宅に戻れるのかどうかは，1日3食食べるということを支えられるかどうかにかかっています。入院中に退院後の生活を見据えて，支援体制を整えていくことは，患者家族にとってはすぐに始まるであろう在宅生活の食事の準備に対する不安を少しでも和らげることができます。

2 地域栄養ケアのニーズ

地域住民に対する管理栄養士の食支援には，特定保健指導や介護予防事業，通所施設での栄養改善事業，居宅療養管理指導，施設での栄養ケア・マネジメント，医療機関での栄養管理加算やNST加算，外来・入院栄養食事指導等さまざまなものがあります。通院困難で在宅療養をするようになった人には訪問栄養指導(医療保険：在宅訪問栄養食事指導，介護保険：居宅療養管理指導)があります。

在宅療養している人は，加齢による身体機能や糖尿病や腎疾患等の慢性疾患，咀嚼や嚥下機能・認知機能の低下等さまざまな問題を抱えています。訪問栄養指導の介入時の状態により，その目的は予防的なものから障害や身体機能改善，疾患の安定や維持，再入院を防ぐというものや，最期の数日をどのように自宅で過ごすか，等があります。口から食べる支援は，栄養管理（経口・経管），食事（食形態，調理支援）だけではなく，口腔ケア，嚥下リハビリテーション，食事姿勢，食具，一口量，ペース，食事介助法，呼吸リハビリテーションなどトータルでの環境調整・支援が必要です。また，これらに加え，低栄養や慢性疾患の食事療法など，栄養バランスと食形態の両方に留意しながら準備しなければならず，通常の食事にひと手間加えなければいけないものも多くあります。食事は365日3度も必要であり，さまざまな介護を要するなかでの食事の準備は，本当に大変なケアになります。人生の最終段階を迎えると，最期まで少しでも口から味わうことができるように，誤嚥に配慮した口腔ケア，安楽な姿勢調整，本人の嗜好に合わせた安全な食形態を調整し，支援します。

栄養・食事のアセスメントと支援

居宅における食支援の考え方

　「居宅」は入院や外来とは異なり，「生活の場」が主体となります。入院や外来では，カルテの情報を確認し，その経過や治療方針などを確認することができますが，居宅では関わる事業所も別々であるためそれほど容易ではなく，訪問医やケアマネジャーから事前に情報収集し，訪問時には連絡ノートで情報を得ることも少なくありません。食支援のアセスメントに重要な体重測定は，居宅だけでなくデイサービスやショートステイなどで行う場合もあります。採血結果は訪問医から得られます。

　訪問栄養指導では，食事時間の前後で訪問することが多くあります。食事記録だけでなく，実際の食事をみて，食べているところをみることで，食事の量，食形態，食べ方などの多くの情報が得られるからです。その情報は，ICT（情報通信技術）を活用し，写真や動画などを多職種と共有します。食べる時間に訪問する職種は限られているため，実際の食べる場面を共有できると，食支援の方向性の確認もできます。訪問系の事業所は基本的には外回りをしているので，連絡をしても移動中だったり，不在だったりで，うまくつながらないこともあります。それでも待っていても情報はくるわけではなく，常に自分から情報を出し，取りに行かねばなりません。

　また，食の支援は，生活をみせることにもなり，本人や介護者との信頼関係はとても重要です。「台所に入る，台所をみせてくれる」ということもひとつのハードルになっています。台所の冷蔵庫の中身をみれば，普段から調理をしているのか，お惣菜などを買ってきて，あまり調理はしていないのか等もよくみえます。調理が苦手な方に，手作りの料理を紹介したり教えても継続するわけはなく，調理が好きな方には手作り料理を，そうでない方やできない方にはお惣菜やレトルト食品を紹介したり，アレンジする方法を伝えたりします。

● エピソード

　Oさん（79歳，女性）は脳梗塞の後遺症があり，全介助で，82歳の夫が介護しています。夫は理解力に乏しく，嚥下調整食の調理もできそうにないため，自力で介護をすることは難しいのではないかといわれていましたが，周囲の反対を押し切って，Oさんは自宅に帰ってきました。

訪問すると，台所には里芋を煮るいい匂いがしていました。さらに，コンロの横にはハンドブレンダーがコンセントにさしてありました。冷蔵庫の中にはたくさんの野菜があって，少し古くなったものもありました。病院の栄養士にすすめられたレトルトの介護食品や栄養補助飲料が戸棚の横に置いてありました。

　「うわぁ，いっぱい野菜がありますね。お父さん調理しているの？　ハンドブレンダーも使っているのですね」と聞くと，「そうだよ，俺が作らないとダメだろ…。お粥だってこうやって炊いてるんだよ」と鍋の中もみせてくれました。一見，調理も介護も何もできそうにないようにみえましたが，台所をみると，なんとか調理している様子が想像できます。夫には，簡単にできる料理を少しずつ覚えていってもらうことになりました。

　居宅における食支援は，身体機能や栄養状態の評価と食事摂取量や食形態などの食の情報をリンクさせ，さらにその嗜好や生活環境，これまでの人生で培ってきた食の経験や歴史など，その人を丸ごと支援することです。したがって，視野を広くもち，利用者本人や介護者の想いを大切にし，支援していく必要があります。

栄養に関するアセスメントツール

● エピソード

　Hさん（85歳，男性）は，この年まで特に大きな病気をすることなく，過ごしてきました。若いときは会社員で，趣味は釣りでした。おいしいものを食べることが大好きで，自分の歯で食べることができるのが自慢です。毎日30分の散歩を欠かさず，杖をもって近くの公園や自治会の集まりにでかけたりしていました。

　あるとき，自治会の会合で，「そういえば，最近Hさんみかけないね。」と話題になりました。実はHさん，この2週間ほどなんとなく元気がありません。聞くと，目標の公園まで歩けず，途中で帰ってくることもあるそうです。日中はソファに座って，ずっとテレビを見ている日が増えました。食事は，家族と同じ食事を食べているようですが，最近はおかずや汁物を残すことも増えているようです。

　さて，Hさんの身体はどのような変化が起きているのでしょうか。元気がない，歩く距離が短くなっている，日中の活動量が減っているという変化と，食事を残すという状況から，まずは体重は減っていないか？　歩行速度は低下していないか？　握力は低下していないか？　等の栄養状態の評価をしてみましょう。例えば，体重減少による体力低下・疲労感，食事摂取量や水分摂取量低下による微熱，覚醒不良等の脱水症状があるかもしれません。身体機能と栄養状態は大きく関連します。

　栄養管理を効率的に行うために，栄養管理プロセスに従って，栄養スクリーニングや栄養アセスメント，栄養診断を行い，介入していきます。

1　栄養管理プロセス

　栄養管理プロセスは，栄養管理システムや用語・概念の国際的な統一を目指し，アメリカ栄養士会の提案で始まった栄養管理の手法です。栄養スクリーニン

グに始まり，栄養アセスメント，栄養診断，栄養介入，栄養モニタリングと評価
で構成されています（図 2-1）。栄養アセスメントをもとに栄養診断がなされ，
計画・実施により栄養介入，その後モニタリング評価が行われます。栄養管理プ
ロセスは，栄養状態の総合判定である"栄養診断"と"用語の標準化"が加えら
れています。

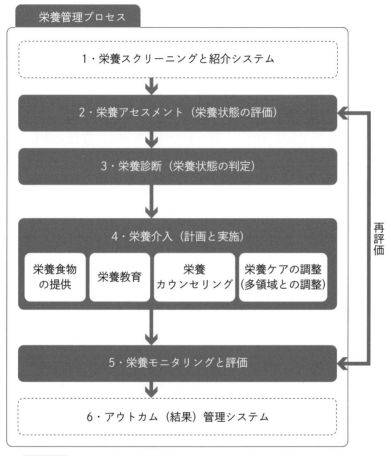

図 2-1 栄養管理プロセス
寺本房子他編著：演習で学べる在宅栄養支援. p.28, 建帛社, 2020. を参
考に作成

栄養スクリーニングは，主観的包括的評価（Subjective Global Assessment），
簡易栄養状態評価法（Mini Nutritional Assessment = MNA），MUST
（Malnutrition Universal Screening Tool），栄養アセスメントツールには GLIM
Criteria，サルコペニアの判断基準（AWGS2019 年改訂）があります。栄養診断
するための栄養アセスメントでは，①食物 / 栄養関連の履歴，②身体計測，③
生化学データ，④栄養に焦点をあてた身体所見，⑤個人履歴を整理していきます
（表 2-1）。

表2-1 栄養アセスメントの項目

項　目	指　標
①食物 / 栄養関連の履歴	食事内容，量，食形態，時間，回数，薬，栄養補助食品等
②身体計測	身長，体重，下腿周囲長，BMI 等
③生化学データ	血液生化学検査値
④栄養に焦点をあてた身体所見	やせ，肥満，浮腫，乾燥，麻痺の有無，咀嚼，嚥下，口腔機能，ADL，食欲等
⑤個人履歴	病歴，家族構成，社会サービスの利用等

日本栄養士会監訳：国際標準化のための栄養ケアプロセス用語マニュアル. pp.12-21，第一出版，2012. を参考に作成

　栄養管理プロセスで大切なのは，目の前の情報を得て，整理できることと，整理された情報から，栄養問題の原因は何か探り，栄養診断できることです。栄養診断は用語が標準化（コード化）されています。4つの領域に分けられており，栄養アセスメントをもとに，栄養診断のコードを選択します（表2-2）。

　栄養診断の記載方法は，「PES 報告書」と呼ばれる文章表現を活用し，簡潔な一文で記載します。PES とは，Problem Related to Etiology as Evidenced by Signs and Symptoms の略で，栄養診断では，「S の根拠に基づき，E が原因となった（関係した），P の栄養状態」という表現をします。

　例えば，80 歳代の男性が，食事摂取量が 5 割になり，1 か月の間に体重が 3 kg 減少した，とします。体重減少はわかりますが，これだけの情報ではその原因がわからず，適切な栄養介入にはつながりません。そこで，その原因を探ると，外が暑くて出られない，歯肉が痛い等のアセスメントができました。そこで，PES による栄養診断を行うと，

---

80 歳男性
外が暑くて食欲が出ない，歯肉が痛い，食事摂取量が 5 割，3 kg/ 月 体重減少

（P：栄養診断）NI-2-1 経口摂取量不足
（E：原因）気候の暑さ，歯肉痛による食欲不振
（S：サイン・徴候）食事摂取量が 5 割，体重 3 kg/ 月 体重減少

＜栄養診断（PES 診断）＞
食事摂取量が 5 割，体重 3 kg/ 月 体重減少の根拠に基づき，気候の暑

さ，歯肉痛による食欲不振が原因となった，経口摂取量不足である。

となります。

　上記事例については，室温の調整や夏ばて予防の料理，歯肉痛の改善のための歯科受診等の視点から介入し，経口摂取量の確保，朝晩の涼しい時間での散歩を目指します。

表 2-2　栄養診断の用語の標準化（コード化）

栄養診断は四つの領域に分けられ，用語の標準化（コード化）され，さらに細かく用語化されている。
- NI（Nutrition Intake：摂取量）
  経口摂取や静脈栄養補給法を通して摂取するエネルギー・栄養素・水・生物活性物質に関する問題
- NC（Nutrition Clinical：臨床栄養）
  栄養代謝と臨床検査，または身体状況に関する栄養の所見・問題
- NB（Nutrition Behavioral/Environmental：行動と生活環境）
  知識，態度，信念，物理的環境，食物の入手や食の安全に関する栄養素所見・問題
- NO（Nutrition Other：その他の栄養）

日本栄養士会監訳：国際標準化のための栄養ケアプロセス用語マニュアル. pp.35-36，第一出版，2012. を参考に作成

2　栄養スクリーニング

1　主観的包括的評価（SGA）

　主観的包括的評価（SGA）は特別な器具や装置を用いることなく，患者の病歴と身体所見のみから実施可能な栄養スクリーニング法として報告されました（図 2-2）。SGA は，身体計測値や血清アルブミン濃度など客観的栄養指標と相関するといわれ，軽度の低栄養者を拾い上げにくいが中等度以上の低栄養者を効率よくスクリーニングできるという特徴があります。

　体重や食物摂取の変化，消化器症状や機能性，疾患や栄養必要量，皮下脂肪や筋肉の喪失についてチェックし，主観的な包括的評価を行うものです。

```
A  病歴
   1. 体重変化
      過去 6 か月間の体重減少：_____kg，減少率_____%
      過去 2 週間の体重変化：□増加     □無変化     □減少
   2. 食物摂取変化(平常時との比較)
      □変化なし
      □変化あり(期間)_____(月，週，日)
      食事内容：□固形食     □経腸栄養    □経静脈栄養     □その他
   3. 消化器症状(過去 2 週間持続している)
      □なし     □悪心     □嘔吐     □下痢     □食欲不振
   4. 機能性
      □機能障害なし
      □機能障害あり：(期間)_____(月，週，日)
      タイプ：□期限ある労働     □歩行可能     □寝たきり
   5. 疾患と栄養必要量
      診断名：
      代謝性ストレス：□なし     □軽度     □中程度     □高度
B  身体(スコア：0 ＝正常：1 ＝軽度：2 ＝中等度，3 ＝高度)
      皮下脂肪の喪失(三頭筋，胸部)：_____
      筋肉喪失(四頭筋，三角筋)：_____  _____
      くるぶし部浮腫：_____仙骨浮腫：_____浮腫：_____
C  主観的包括的評価
      A. □栄養状態良好  B. □中等度の栄養不良  C. □高度の栄養不良
```

図 2-2 主観的包括的評価(SGA)

Detsky AS, et al：What is subjective global assessment of nutritional status? JPEN J Parenter Enteral Nutr, 11：8-13, 1987.
日本病態栄養学会編：病態栄養専門管理栄養士のための病態栄養ガイドブック　第 6 版. 南江堂, 2019.

2　簡易栄養状態評価法(MNA)

　MNA は，1999 年に提唱された栄養スクリーニングツールです。問診を主体とした簡便な内容で構成されており，血液生化学検査を必要としないのが特徴です。65 歳以上の高齢者の栄養状態を評価するツールとして用いられています。
　MNA-SF は，体重・身長の測定と，過去 3 か月間で食欲不振，消化器系の問題，咀嚼・嚥下困難などで食事量が減少したか等の質問で構成されています(図 2-3)。合計点数が 7 点以下は低栄養，8〜11 点は低栄養のおそれあり，12 点以上は栄養状態良好と判定されます。

3　MUST (Malnutrition Universal Screening Tool)

　英国静脈経腸栄養学会により開発された栄養スクリーニングツールです(図 2-4)。もともと在宅患者向けに推奨されていましたが，近年では急性期病院でも予後予測に関して有用性が報告されています。BMI・体重減少・急性疾患かつ栄養摂取不足の 3 項目の合計スコアにより低・中・高のリスク判定を行います。

簡易栄養状態評価表
Mini Nutritional Assessment-Short Form
MNA®

Nestlé NutritionInstitute

氏名:							
性別:	年齢:	体重:	kg	身長:	cm	調査日:	

下の□欄に適切な数値を記入し、それらを加算してスクリーニング値を算出する。

スクリーニング

A 過去3ヶ月間で食欲不振、消化器系の問題、そしゃく・嚥下困難などで食事量が減少しましたか?

    0 = 著しい食事量の減少
    1 = 中等度の食事量の減少
    2 = 食事量の減少なし

B 過去3ヶ月間で体重の減少がありましたか?

    0 = 3 kg 以上の減少
    1 = わからない
    2 = 1〜3 kg の減少
    3 = 体重減少なし

C 自力で歩けますか?

    0 = 寝たきりまたは車椅子を常時使用
    1 = ベッドや車椅子を離れられるが、歩いて外出はできない
    2 = 自由に歩いて外出できる

D 過去3ヶ月間で精神的ストレスや急性疾患を経験しましたか?

    0 = はい   2 = いいえ

E 神経・精神的問題の有無

    0 = 強度認知症またはうつ状態
    1 = 中程度の認知症
    2 = 精神的問題なし

F1 BMI (kg/m²) : 体重(kg)÷[身長 (m)]²

    0 = BMI が19 未満
    1 = BMI が19 以上、21 未満
    2 = BMI が21 以上、23 未満
    3 = BMI が 23 以上

> **BMI** が測定できない方は、**F1** の代わりに **F2** に回答してください。
> **BMI** が測定できる方は、**F1** のみに回答し、**F2** には記入しないでください。

F2 ふくらはぎの周囲長(cm) : CC

    0 = 31cm未満
    3 = 31cm以上

スクリーニング値
(最大 : 14ポイント)

12-14 ポイント:　　　栄養状態良好
8-11 ポイント:　　　低栄養のおそれあり (At risk)
0-7 ポイント:　　　低栄養

Ref.　Vellas B, Villars H, Abellan G, et al. *Overview of the MNA® - Its History and Challenges.* J Nutr Health Aging 2006;10:456-465.

Rubenstein LZ, Harker JO, Salva A, Guigoz Y, Vellas B. *Screening for Undernutrition in Geriatric Practice: Developing the Short-Form Mini Nutritional Assessment (MNA-SF).* J. Geront 2001;56A: M366-377.

Guigoz Y. *The Mini-Nutritional Assessment (MNA®) Review of the Literature - What does it tell us?* J Nutr Health Aging 2006; 10:466-487.

Kaiser MJ, Bauer JM, Ramsch C, et al. *Validation of the Mini Nutritional Assessment Short-Form (MNA®-SF): A practical tool for identification of nutritional status.* J Nutr Health Aging 2009; 13:782-788.

® Société des Produits Nestlé, S.A., Trademark Owners

© Société des Produits Nestlé SA 1994, Revision 2009.

さらに詳しい情報をお知りになりたい方は、**www.mna-elderly.com** にアクセスしてください。

図 2-3　簡易栄養状態評価表(MNA-SF)

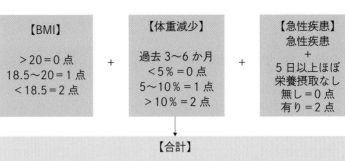

【BMI】

>20＝0点
18.5～20＝1点
<18.5＝2点

＋

【体重減少】

過去3～6か月
<5％＝0点
5～10％＝1点
>10％＝2点

＋

【急性疾患】
急性疾患
＋
5日以上ほぼ
栄養摂取なし
無し＝0点
有り＝2点

【合計】

0点：低リスク　1点：中リスク　2点以上：高リスク

【栄養管理のガイドライン】

低リスク：標準的患者管理（Routine clinical care）
中リスク：経過観察（Observe）
高リスク：栄養士あるいはNSTによる積極的介（Treat）

図 2-4 **MUST（Malnutrition Universal Screening Tool）**

西岡心大：栄養スクリーニング・アセスメント. キーワードでわかる臨床栄養　令和版（岡田晋吾編）.
p.139, 羊土社, 2020.
(https://www.nutri.co.jp/nutrition/keywords/ch5-1/keyword4/)
Malnutrition Action Group (MAG) (a standing committee of the British Association for
Parenteral and Enteral Nutrition)：The "MUST" explanatory booklet.
http://www.bapen.org.uk/pdfs/must/must_explan.pdf　をもとに作成

3　栄養アセスメント

　栄養アセスメントは，栄養スクリーニング後，より詳細に栄養状態を評価していきます。低栄養の有無や程度のほか，過栄養を含むすべての栄養障害，代謝障害，その他の栄養学的問題についても評価することが望ましいとされています。栄養指標として身体計測，体組成分析，現病歴・既往歴，臨床検査，身体検査，栄養歴，食事摂取量，生活環境，心理・精神状態などがあげられます（表 2-1）。

1　GLIM（Global Leadership Initiative on Malnutrition）

　GLIMは，2018年に公開された，世界初の低栄養診断国際基準です。BMI，体重減少などのスクリーニングによるリスク判定と，食事摂取量や疾患や炎症等の評価による低栄養を判定します（図 2-5）。GLIM診断基準の特徴は，以下の5項目です。
- 低栄養の診断がスクリーニングとアセスメントの2段階である
- 骨格筋量の評価がある

- アセスメントに病因が含まれる
- 重症度判定を行う
- 特殊な手技や経験を必要としない

　従来の栄養診断においては疾患や炎症が考慮されていませんでしたが，GLIM診断基準では病因には疾患や外傷に関連する炎症が明記されています。GLIM診断基準では以下の方法で診断を行います。

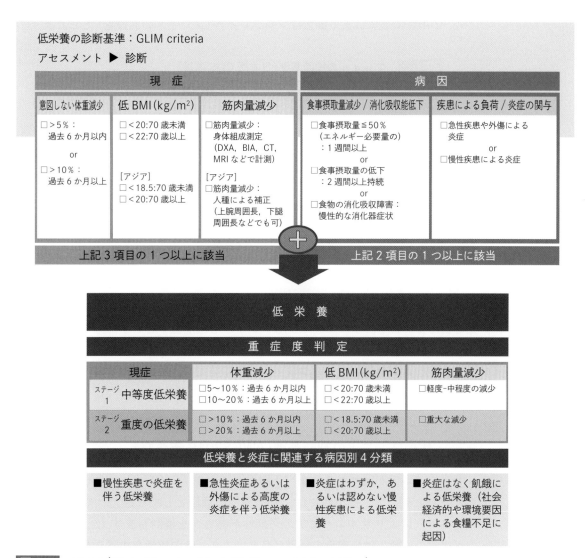

図 2-5 GLIM (Global Leadership Initiative on Malnutrition)

吉村芳弘：総論フレイルの全体像を学ぶ 7. 栄養によるフレイル予防②最新の栄養サポート戦略. 長寿科学振興財団，2021 年 9 月 24 日公開
(https://www.tyojyu.or.jp/kankoubutsu/gyoseki/frailty-yobo-taisaku/R2-2-7-2.html)
Cederholm T, Jensen GL, Correia MITD, et al: GLIM criteria for the diagnosis of malnutrition – A consensus report from the global clinical nutrition community. Clin Nutr 2019; 38 (1) : 1-9. より
吉村作成

4 サルコペニアの評価

1 フレイルの診断

　フレイルの診断は，体重減少，歩行速度の低下，身体活動の低下，握力低下，疲労感などから診断されます（表2-3）。これら3項目にあてはまる場合はフレイル，2項目にあてはまる場合はプレフレイル（フレイルの前段階）とされます。

表2-3 フレイルの診断基準（日本版CHS基準）

項目	評価基準
1. 体重減少	6か月で2〜3 kg以上の体重減少
2. 筋力低下	握力：男性 < 26 kg，女性 < 18 kg
3. 疲労感	（この2週間に）わけもなく疲れたような感じがする
4. 歩行速度	通常歩行：< 1.0 m/秒
5. 身体活動	①軽い運動・体操などをしていますか？ ②定期的な運動・スポーツをしていますか？ 上記のいずれも「週1回もしていない」と回答

葛谷雅文：第4章栄養　4. フレイルと栄養：長寿科学振興財団，2020年5月28日公開.
(https://www.tyojyu.or.jp/kankoubutsu/gyoseki/shokuji-eiyo-kokucare/h31-4-2-4.html)

　フレイルは，身体機能の低下以外にも認知機能，活動の低下といった幅広い要素を含んでいます。サルコペニアもフレイルも機能低下という部分は共通していますが，サルコペニアの場合は筋肉量の減少による身体機能の低下のみを指しています。在宅療養者の中からフレイルを早期発見し，早期介入することが重要です。

2 サルコペニアの判断基準（AWGS2019年改訂）

　サルコペニアが疑われる人を"下腿周囲径"や"SARC-F"により抽出します（表2-4）。そして，抽出者には，身体機能の評価として"握力"や"立ち上がりテスト"によりサルコペニアの可能性があるかを検討します（図2-6）。サルコペニアの診断には筋肉量の評価が必要ですが，その評価を排除したチャートになっています。

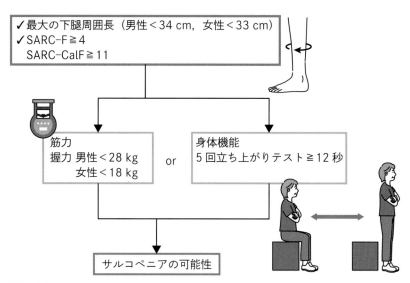

✓ 最大の下腿周囲長（男性＜34 cm，女性＜33 cm）
✓ SARC-F ≧ 4
　 SARC-CalF ≧ 11

筋力
握力 男性＜28 kg
　　 女性＜18 kg

or

身体機能
5 回立ち上がりテスト ≧ 12 秒

サルコペニアの可能性

図 2-6　サルコペニアの判断基準
AWGS2019 サルコペニア診断基準をもとに作成

表 2-4　SARC-F

項目	質問	点数
Strength（筋力）	4.5 kg くらいの物を運んだりするのはどれくらい難しいですか？	0 点：全く難しくない 1 点：いくらか難しい 2 点：とても難しい，できない
Assistance in walking（歩行時の補助）	部屋の中を歩くのはどれくらい難しいですか？	0 点：全く難しくない 1 点：いくらか難しい 2 点：とても難しい，杖など必要
Rise from a chair（いすからの立ち上がり）	ベッドやいすから立ち上がるのはどれくらい難しいですか？	0 点：全く難しくない 1 点：いくらか難しい 2 点：とても難しい，介助が必要
Climb stairs（階段を上る）	10 段くらいの階段を上ることはどれくらい難しいですか？	0 点：全く難しくない 1 点：いくらか難しい 2 点：とても難しい，できない
Falls（転倒）	過去 1 年間に何回くらい転びましたか？	0 点：0 回 1 点：1〜3 回 2 点：4 回以上

Aging Clin Exp Res. 2017. Development of a Japanese version of the SARC-F for diabetic patients: an examination of reliability and validity. Satoshi Ida.

5 1日に適切な必要栄養量

1日に必要な栄養量はどのくらいがよいのでしょうか。高齢になると，疾患の有無や筋肉量の差などで必要な栄養量は異なります。必要なエネルギー量を算出するために，基礎代謝量を算出する場合がありますが，基礎代謝は体型により異なり，心臓の拍動，浸透圧の調整，体温維持，呼吸，細胞の再生や修復，脳・神経系，血液の循環のようなものが含まれます。在宅医療の中で，実際に基礎代謝量を測定することは困難なため，いくつかの予測式を使って，必要なエネルギー量を設定していきます。

1 体重あたりの活動エネルギー

Kcal/kg は，25〜40 kcal を目安とし，年齢，活動量，疾患の有無にアセスメントし，設定します。

体重あたりの活動エネルギー

> 現体重× 25〜40 (Kcal/kg) ＝ ☐ kcal/ 日

2 ハリス・ベネディクト式

1919 年に発表された式です。ハリス・ベネディクト式は，性別・身長・体重・年齢により，基礎代謝量を計算したものです。

基礎代謝量の計算方法

> 【男性】
> 基礎代謝量(BEE) ＝ 66.47 ＋ ［13.75 ×体重(kg)］ ＋ ［5.0 ×身長(cm)］
> 　　　　　　　　　− (6.75 ×年齢)
> 【女性】
> 基礎代謝量(BEE) ＝ 655.1 ＋ ［9.56 ×体重(kg)］ ＋ ［1.85 ×身長(cm)］
> 　　　　　　　　　− (4.68 ×年齢)

ハリス・ベネディクトの式では，基礎代謝量 (BEE) を算出した後，BEE に活動係数とストレス係数をかけることで，必要エネルギー量を算出します。

活動係数とストレス係数

活動係数	1.0 (寝たきり)，1.2 (ベッド安静)，1.3 (ベッド以外活動)，1.4〜2.0 (生活活動量のレベル)
ストレス係数	1.1〜1.8 (手術・外傷・感染症・熱傷・がん代謝亢進)

> 必要エネルギー量＝基礎代謝量(BEE) ×活動係数×ストレス係数

3 必要エネルギー量を計算してみよう‼

> Aさん (72歳，男性) は，身長155 cm，体重50 kgです。要支援1で，居室内はなんとか歩行し，家族に見守られながら生活しています。

◆体重あたりの活動エネルギー

> 現体重50 kg × 28〜30 Kcal = 1,400〜1,500 kcal/ 日

◆ハリス・ベネディクト式

> 【男性】
> 基礎代謝量(BEE) = 66.47 + [13.75 × 50 (kg)] + [5.0 × 155 (cm)]
>   − (6.75 × 72)
>   = 1,041 kcal
> 必要エネルギー量＝基礎代謝量 (BEE) 1,041 kcal ×活動係数 1.3 or 1.4
>   ×ストレス係数 1.0
>   = 1,353 kcal〜1,457 kcal

　両方の計算をして，Aさんは1日1,500 kcalを目標に栄養摂取をすすめることにしました。実際の食事摂取量と今後の体重増減，その他栄養アセスメントによりモニタリングしていきます。Aさんが過度な活動 (例：1日数回のリハビリテーション等) やストレス (例：感染症や褥瘡等) の条件が変われば，係数を変えて再度算出します。

4　必要たんぱく質の量

　加齢などの原因で，咀嚼や嚥下機能が低下してくると，肉や魚は硬くパサパサして食べにくくなることが多く，たんぱく質摂取量が不足しがちです。しかし，たんぱく質のフレイルや低栄養予防のためにもたんぱく質摂取は重要と考えられるようになっています。食事摂取基準 2020 では，たんぱく質の 1 日に占めるエネルギーの割合を 15−20％としており，高齢者でも概ねたんぱく質の摂取量を確保することが大切であるとしています。

5　必要たんぱく質量を計算してみよう！

　A さんの必要エネルギー量は 1 日 1,500 kcal とします。たんぱく質の 1 日に占めるエネルギーの割合は 15〜20％であるため，下記の計算により 1 日の必要たんぱく質量は 56.3 g〜75 g となります。これを 3 食で割ると，1 食あたりの必要たんぱく質量が 18.7 g〜25 g となります。A さんの活動量や侵襲の有無によりたんぱく質の 1 日に占めるエネルギーの割合を決定します。

◆必要たんぱく質量の計算

1) たんぱく質のエネルギー量　1,500 kcal × (0.15〜0.2) = 225〜300 kcal
2) 1 日に必要なたんぱく質量　(225〜300 kcal) ÷ 4 * kcal/g = 56.3〜75 g/ 日 *) たんぱく質は 1 g = 4 kcal
3) 1 食に必要なたんぱく質量　(56.3〜75) ÷ 3 食 = 18.7 g〜25 g/ 食

◆食品に含まれるたんぱく質量の例

食品名	量	たんぱく質含有量
豚もも肉赤身	50 g（しゃぶしゃぶ用大 3 枚）	10.7 g
鶏むね肉	50 g（1/4〜1/5 枚）	12.2 g
卵	60 g（大 1 個）	7.4 g
納豆	40 g（1 パック）	6.6 g
ご飯(米飯)	150 g（中茶碗 1 杯）	5.3 g
ロールパン	30 g（1 個）	3.0 g
にんじん	30 g（乱切り 5 個）	0.5 g

　A さんは，1 食あたり 20 g 程度のたんぱく質量の摂取を目指します。主菜にあたる肉や魚，大豆製品は，比較的たんぱく質を多く含み，プロテインスコアも高い，質の良いたんぱく質です。ご飯やパンなどの主食や野菜の中にもわずかで

すがたんぱく質は含まれています。献立をたてるときには，上記の表を参考に主食，主菜，副菜を組み合わせ，たんぱく質の目標量になるように目指します。

6 その他の栄養

その他の栄養については，食事摂取基準 2020 に掲載されている高齢者の年齢区分 (65 歳〜74 歳，75 歳以上) について，表 2-5，2-6 に示します。栄養素により，推奨量と目標量，目安量と異なるため，参考にするとよいでしょう。しかし，疾病の影響や個々の身体状況により，異なる場合がありますので，その場合は医師や管理栄養士と相談するとよいでしょう。

表 2-5　高齢者（65〜74歳）の食事摂取基準

栄養素		男　性					女　性				
		推定平均必要量	推奨量	目安量	耐容上限量	目標量	推定平均必要量	推奨量	目安量	耐容上限量	目標量
たんぱく質　　　　（g/日）[1]		50	60	−	−	−	40	50	−	−	−
（%エネルギー）		−	−	−	−	15〜20[2]	−	−	−	−	15〜20[2]
脂質	脂質　　　（%エネルギー）	−	−	−	−	20〜30[2]	−	−	−	−	20〜30[2]
	飽和脂肪酸(%エネルギー)	−	−	−	−	7以下[2]	−	−	−	−	7以下[2]
	n-6系脂肪酸　　（g/日）	−	−	9	−	−	−	−	8	−	−
	n-3系脂肪酸　　（g/日）	−	−	2.2	−	−	−	−	2.0	−	−
炭水化物	炭水化物（%エネルギー）	−	−	−	−	50〜65[2]	−	−	−	−	50〜65[2]
	食物繊維　　　　（g/日）	−	−	−	−	20以上	−	−	−	−	17以上
ビタミン	脂溶性 ビタミンA（μgRAE/日）[3]	600	850	−	2,700	−	500	700	−	2,700	−
	ビタミンD　　（μg/日）	−	−	8.5	100	−	−	−	8.5	100	−
	ビタミンE　　（mg/日）[4]	−	−	7.0	850	−	−	−	6.5	650	−
	ビタミンK　　（μg/日）	−	−	150	−	−	−	−	150	−	−
	水溶性 ビタミンB₁　（mg/日）	1.1	1.3	−	−	−	0.9	1.1	−	−	−
	ビタミンB₂　（mg/日）	1.2	1.5	−	−	−	1.0	1.2	−	−	−
	ナイアシン(mgNE/日)[5]	12	14	−	300 (80)	−	9	11	−	250 (65)	−
	ビタミンB₆　（mg/日）	1.1	1.4	−	50	−	1.0	1.1	−	40	−
	ビタミンB₁₂　（μg/日）	2.0	2.4	−	−	−	2.0	2.4	−	−	−
	葉酸　　　　　（μg/日）	200	240	−	900	−	200	240	−	900	−
	パントテン酸　（mg/日）	−	−	6	−	−	−	−	5	−	−
	ビオチン　　　（μg/日）	−	−	50	−	−	−	−	50	−	−
	ビタミンC　　（mg/日）	80	100	−	−	−	80	100	−	−	−
ミネラル	多量 ナトリウム　（mg/日）	600	−	−	−	−	600	−	−	−	−
	（食塩相当量）（g/日）	1.5	−	−	−	7.5未満	1.5	−	−	−	6.5未満
	カリウム　　　（mg/日）	−	−	2,500	−	3,000以上	−	−	2,000	−	2,600以上
	カルシウム　　（mg/日）	600	750	−	2,500	−	550	650	−	2,500	−
	マグネシウム（mg/日）[6]	290	350	−	−	−	230	280	−	−	−
	リン　　　　　（mg/日）	−	−	1,000	3,000	−	−	−	800	3,000	−
	微量 鉄　　　　　（mg/日）	6.0	7.5	−	50	−	5.0	6.0	−	40	−
	亜鉛　　　　　（mg/日）	9	11	−	40	−	7	8	−	35	−
	銅　　　　　　（mg/日）	0.7	0.9	−	7	−	0.6	0.7	−	7	−
	マンガン　　　（mg/日）	−	−	4.0	11	−	−	−	3.5	11	−
	ヨウ素　　　　（μg/日）	95	130	−	3,000	−	95	130	−	3,000	−
	セレン　　　　（μg/日）	25	30	−	450	−	20	25	−	350	−
	クロム　　　　（μg/日）	−	−	10	500	−	−	−	10	500	−
	モリブデン　　（μg/日）	20	30	−	600	−	20	25	−	500	−

[1] 65 歳以上の高齢者について，フレイル予防を目的とした量を定めることは難しいが，身長・体重が参照体位に比べて小さい者や，特に 75 歳以上であって加齢に伴い身体活動量が大きく低下した者など，必要エネルギー摂取量が低い者では，下限が推奨量を下回る場合があり得る。この場合でも，下限は推奨量以上とすることが望ましい。
[2] 範囲に関しては，おおむねの値を示したものであり，弾力的に運用すること。
[3] 推定平均必要量，推奨量はプロビタミン A カロテノイドを含む。耐容上限量は，プロビタミン A カロテノイドを含まない。
[4] α−トコフェロールについて算定した。α−トコフェロール以外のビタミン E は含んでいない。
[5] 耐容上限量はニコチンアミドの重量(mg/日)，（　）内はニコチン酸の重量(mg/日)。
[6] 通常の食品以外からの摂取量の耐容上限量は，成人の場合 350 mg/日とした。通常の食品からの摂取の場合，耐容上限量は設定しない。

日本人の食事摂取基準策定検討会：日本人の食事摂取基準 (2020 年度版) 日本人の食事摂取基準策定検討会報告書. p.421, 2019.（厚生労働省　https://www.mhlw.go.jp/content/10904750/000586553.pdf）

表 2-6 高齢者（75 歳以上）の食事摂取基準

栄養素	男性					女性				
	推定平均必要量	推奨量	目安量	耐容上限量	目標量	推定平均必要量	推奨量	目安量	耐容上限量	目標量
たんぱく質 (g/日)[1]	50	60	–	–	–	40	50	–	–	–
（％エネルギー）	–	–	–	–	15～20[2]	–	–	–	–	15～20[2]
脂質 脂質 （％エネルギー）	–	–	–	–	20～30[2]	–	–	–	–	20～30[2]
脂質 飽和脂肪酸 (％エネルギー)	–	–	–	–	7 以下[2]	–	–	–	–	7 以下[2]
脂質 n-6 系脂肪酸 (g/日)	–	–	8	–	–	–	–	7	–	–
脂質 n-3 系脂肪酸 (g/日)	–	–	2.1	–	–	–	–	1.8	–	–
炭水化物 炭水化物（％エネルギー）	–	–	–	–	50～65[2]	–	–	–	–	50～65[2]
炭水化物 食物繊維 (g/日)	–	–	–	–	20 以上	–	–	–	–	17 以上
ビタミン 脂溶性 ビタミンA (μgRAE/日)[3]	550	800	–	2,700	–	450	650	–	2,700	–
ビタミン 脂溶性 ビタミンD (μg/日)	–	–	8.5	100	–	–	–	8.5	100	–
ビタミン 脂溶性 ビタミンE (mg/日)[4]	–	–	6.5	750	–	–	–	6.5	650	–
ビタミン 脂溶性 ビタミンK (μg/日)	–	–	150	–	–	–	–	150	–	–
ビタミン 水溶性 ビタミンB₁ (mg/日)	1.0	1.2	–	–	–	0.8	0.9	–	–	–
ビタミン 水溶性 ビタミンB₂ (mg/日)	1.1	1.3	–	–	–	0.9	1.0	–	–	–
ビタミン 水溶性 ナイアシン (mgNE/日)[5]	11	13	–	300(75)	–	9	10	–	250(60)	–
ビタミン 水溶性 ビタミンB₆ (mg/日)	1.1	1.4	–	50	–	1.0	1.1	–	40	–
ビタミン 水溶性 ビタミンB₁₂ (μg/日)	2.0	2.4	–	–	–	2.0	2.4	–	–	–
ビタミン 水溶性 葉酸 (μg/日)	200	240	–	900	–	200	240	–	900	–
ビタミン 水溶性 パントテン酸 (mg/日)	–	–	6	–	–	–	–	5	–	–
ビタミン 水溶性 ビオチン (μg/日)	–	–	50	–	–	–	–	50	–	–
ビタミン 水溶性 ビタミンC (mg/日)	80	100	–	–	–	80	100	–	–	–
ミネラル 多量 ナトリウム (mg/日)	600	–	–	–	–	600	–	–	–	–
ミネラル 多量 （食塩相当量） (g/日)	1.5	–	–	–	7.5 未満	1.5	–	–	–	6.5 未満
ミネラル 多量 カリウム (mg/日)	–	–	2,500	–	3,000 以上	–	–	2,000	–	2,600 以上
ミネラル 多量 カルシウム (mg/日)	600	700	–	2,500	–	500	600	–	2,500	–
ミネラル 多量 マグネシウム (mg/日)[6]	270	320	–	–	–	220	260	–	–	–
ミネラル 多量 リン (mg/日)	–	–	1,000	3,000	–	–	–	800	3,000	–
ミネラル 微量 鉄 (mg/日)	6.0	7.0	–	50	–	5.0	6.0	–	40	–
ミネラル 微量 亜鉛 (mg/日)	9	10	–	40	–	6	8	–	30	–
ミネラル 微量 銅 (mg/日)	0.7	0.8	–	7	–	0.6	0.7	–	7	–
ミネラル 微量 マンガン (mg/日)	–	–	4.0	11	–	–	–	3.5	11	–
ミネラル 微量 ヨウ素 (μg/日)	95	130	–	3,000	–	95	130	–	3,000	–
ミネラル 微量 セレン (μg/日)	25	30	–	400	–	20	25	–	350	–
ミネラル 微量 クロム (μg/日)	–	–	10	500	–	–	–	10	500	–
ミネラル 微量 モリブデン (μg/日)	20	25	–	600	–	20	25	–	500	–

[1] 65 歳以上の高齢者について，フレイル予防を目的とした量を定めることは難しいが，身長・体重が参照体位に比べて小さい者や，特に 75 歳以上であって加齢に伴い身体活動量が大きく低下した者など，必要エネルギー摂取量が低い者では，下限が推奨量を下回る場合があり得る。この場合でも，下限は推奨量以上とすることが望ましい。
[2] 範囲に関しては，おおむねの値を示したものであり，弾力的に運用すること。
[3] 推定平均必要量，推奨量はプロビタミン A カロテノイドを含む。耐容上限量は，プロビタミン A カロテノイドを含まない。
[4] α-トコフェロールについて算定した。α-トコフェロール以外のビタミン E は含んでいない。
[5] 耐容上限量は，ニコチンアミドの重量(mg/日)，（ ）内はニコチン酸の重量(mg/日)。
[6] 通常の食品以外からの摂取量の耐容上限量は，成人の場合 350 mg/日とした。通常の食品からの摂取の場合，耐容上限量は設定しない。

日本人の食事摂取基準策定検討会：日本人の食事摂取基準 (2020 年度版) 日本人の食事摂取基準策定検討会報告書. p.422, 2019.（厚生労働省　https://www.mhlw.go.jp/content/10904750/000586553.pdf)

フィジカルアセスメント

1 フィジカルアセスメントのポイント

　フィジカルアセスメントとは、問診とフィジカルイグザミネーション（視診、触診、聴診、打診）を用いて、身体的健康上の問題を明らかにするために、全身の状態を系統的に査定することです。

　利用者のお宅に訪問すると、まず挨拶をしながら、利用者の血色、表情等をみていきます。最近の様子を聞きながら、最初にやる行為のひとつがバイタルサインの確認です。アセスメントでは、問診、視診、触診、打診、聴診の順番に、情報収集していきます。栄養状態の安定は全身状態にも大きく影響があり、顔色や眼球、頭髪、皮膚の状態等栄養評価と大きく関連があります。栄養管理は特別なものではなく、全身管理を行う上で押さえておかなければいけない重要なもののひとつです。表 2-7 は、栄養診断につなげるためのフィジカルアセスメントです。

表 2-7　栄養状態とフィジカルアセスメント

身体の部位	状態	影響または要因
頭髪	頭髪が薄い、または喪失	加齢
	女子、小児、若い男性におけるスキンヘッド	薬剤
	白髪	加齢 ビタミン B12 欠乏による悪性貧血 栄養不良や過度のダイエット
顔貌	ヒポクラテス顔貌（無表情、頬の陥没、眼球の陥没）	栄養不良、がん末期、カヘキシア
	パーキンソン病様顔貌（無表情、かたい表情）	パーキンソン病、抗精神病薬による錐体外路症状
	デューラーのマザー顔貌（眼窩の脂肪が減少し落ちくぼんだ眼）	皮下脂肪と咀嚼関連筋の減少に伴う顔貌、栄養不良
	Bell 麻痺（左右非対称の顔貌）	顔面神経麻痺

身体の部位	状態	影響または要因
	クッシング様顔貌（丸く太った顔貌，にきび，多毛）	クッシング症候群，ステロイド剤内服
眼球・眼瞼	眼瞼浮腫（上眼瞼の腫脹，浮腫）	水分過多，低栄養，リンパ系浮腫 麦粒腫（ものもらい） アレルギー症状，アナフィラキシーショック
	眼瞼下垂	加齢，動眼神経麻痺，重症筋無力症
	眼瞼結膜（下眼瞼の粘膜側）の赤み消失，皮膚～黄白色	貧血
	眼球突出	甲状腺機能亢進症，脂肪合成促進 交感神経亢進
	眼球黄染	肝炎，肝硬変による黄疸 耐糖能異常，腹水貯留，食道静脈瘤，出血傾向を想定
口腔	口唇（びらんや炎症，乾燥，亀裂，発赤，腫脹，浮腫）	口唇炎・口角炎→ビタミン B_{12} 欠乏症 乾燥→脱水症 腫脹・浮腫→アレルギー症状，アナフィラキシーショック，水分過剰
	歯牙（欠損，義歯の有無，歯肉炎，食物残渣）	咀嚼機能の低下，口腔ケア不十分
	舌（色，亀裂，肥大，舌乳頭の萎縮）	白い→舌苔，咀嚼機能低下，栄養不良 赤い→脱水症，血液濃縮 表面の亀裂→脱水症 舌乳頭が委縮・表面つるつる→鉄欠乏性貧血，悪性貧血 縁がギザギザ→水分過多，栄養不良
	口腔粘膜（乾燥，舌苔）	乾燥→脱水症，ビタミンA欠乏 舌苔→口腔カンジダ症
	口蓋垂・扁桃（口蓋垂と舌の距離）	舌根沈下，麻痺による口蓋垂の湾曲 扁桃腺の腫れ
頸部	皮下脂肪の減少により胸鎖乳突筋，頸動脈・頸静脈がみえる，甲状腺肥大，喉頭，リンパ節	皮下脂肪の減少→カヘキシア・栄養不良 甲状腺肥大→バセドウ病 喉頭挙上→嚥下反射 リンパ節の肥大→しこり，脂肪腫
	頸静脈怒張	仰臥位で頸静脈がみえる→脱水症 側臥位で頸静脈がみえる→体液過剰
胸腹部	胸部（呼吸，骨格・脂肪）	頻呼吸の有無 腹式呼吸，呼吸苦の有無 COPD（慢性閉塞性肺疾患），肺気腫
	腹部（腹部膨満，皮膚線条，腸管蠕動音）	腹部膨満→肥満，腹水，腫瘍，妊娠，ガス 皮膚線条→急激な体重減少 腸管蠕動音→排便状況
四肢	手掌，手指（温度，麻痺，握力，母指球筋）	温度低下→末梢循環，体液状態 麻痺の有無 握力低下→サルコペニア 母指球筋の萎縮→サルコペニア，栄養不良

身体の部位	状態	影響または要因
爪	匙状，ばち状，黄色	匙状→鉄欠乏性貧血 ばち状→肺がん，心疾患，肝硬変 黄色→黄疸
下肢	温度，乾燥，浮腫，しびれ・疼痛・潰瘍・壊死	温度低下→末梢循環，体液状態，脱水症，低血圧 乾燥→水分不足，脱水症 浮腫→循環器障害，低栄養 しびれ・疼痛・潰瘍・壊死→左右差がある場合は下肢閉塞性動脈硬化症

谷口英喜：臨床栄養別冊はじめてとりくむ栄養管理のためのフィジカルアセスメント，pp.66-93，医歯薬出版，2020. を参考に作成

● エピソード

　肝硬変で，自宅療養しているHさん（72歳，男性）は，妻と2人暮らしです。要支援1の要介護認定を受けていますが，基本的には見守っていれば，なんとか自分のことは自分で行っています。ただ，普段から倦怠感があり，あまり食欲がありません。ここ3か月ほどさらに食が細くなり，やせてきているようですが，体重測定の習慣はなさそうです。日中は，ベッドで横になる時間も増えてきています。

　あるとき訪問すると，やはりベッドで横になっていたHさん。倦怠感や食欲不振は変わらずあり，眼も元気がなく，声を出すのも面倒くさそうです。発熱はなく，血圧も安定していますが，呼吸数は22回と若干多めでした。お腹をみてみると少し張ったようになっており，下肢の浮腫もみられています。尿量や排便回数には変化はなく，この状態を医師に伝えました。

　食事が食べられておらず，低アルブミン血症による浮腫も予測できます。Hさんには，栄養補助飲料が処方され，利尿剤などの投薬と同時に，栄養介入することになりました。

4

日常生活と食事場面のアセスメント

1 日常生活と食事提供についてのアセスメント

在宅を訪問するなかで，次のようなシーンに出会うことはないでしょうか。

● エピソード

> 食が細くなり，身体機能が衰えてしまったSさん（85歳，男性）。高齢夫婦2人での生活で，70歳代の妻は認知機能の低下もみられていましたが，本人の自覚はありません。ヘルパーの介入はあるが，Sさんの排泄ケアが中心で食事に関わることはありませんでした。
>
> Sさんのやせの状態が著しく，妻は，「Sさんは食事は食べられている」と話しますが，訪問看護師は本当に食事を食べることができているのか疑問がありました。

食事のアセスメントを行う場合，利用者が「何を」「どれだけ食べたか」を確認します。しかし，そもそもその食事は「誰が」「どのように準備しているのか」ということから把握しなければ，的確なアセスメントにはなりません。Sさんのケースも，妻からの「食事は食べられている」という回答だけでなく，Sさんの具体的な食事摂取量に加え，食事提供側（Sさんの場合は妻）に関する情報も確認・整理しなければなりません。

「食事を準備し，食べる」ためには，食材の調達（買い物），経済力，保存・保管，調理，喫食，片づけ，ゴミ出し・衛生管理等の一連の流れがあります。日常生活を実践していく視点で，食生活は誰がどのように支援しているのか，把握していくことが重要です。Sさんの妻は認知機能の低下もみられているようです。Sさんは食べられていると妻は話すようですが，具体的な情報はなく，妻が行う食事の準備や買い物などについてもアセスメントが必要です。食支援は，ただ食事摂取状況をみればよいのではなく，生活支援のアセスメントも行います。

1 食材の調達（買い物），経済力

◆主な観察・アセスメント視点

- 利用者が自分で買い物に行けるのか
- 利用者が買い物に行ける場合，移動手段のサポート等は必要か
- 利用者が買い物に行くことができない場合，家族やヘルパーなど代わりに買い物に行ってくれる存在はいるのか
- 買い物はどれくらいの頻度（毎日または週2〜3日など）で行えているか
- 食料を買うための金銭の管理は誰が行っているか

自分で買い物に行くことができるかどうか，移動手段のサポートがあるかどうかで，買い物の頻度や冷蔵庫に保存する食材の量が変わります。サポートしてくれる家族やヘルパーの存在なども含めて確認することが重要です。

特に買い物に行く頻度が少なければ，食材の使い方によっては次の買い物の直前は冷蔵庫の中も空っぽになっていることもあります。生鮮食品だけでなくチルド商品，乾物などもうまく組み合わせて購入しておけるとよいでしょう。

ヘルパーが買い物をする場合には，利用者が買い物するものを書き出し依頼します。ただし，疾患による食事療法が必要な利用者では，どのような食材等を選ぶか注意が必要なことがあります。ヘルパーが疾患に応じた食材選びを行うことが難しい場合もあるため，利用者から依頼されたものを買ってくるにとどまっていることもあります。

2 保存・保管

◆主な観察・アセスメント視点

- 1回に使用する量ずつ保存するなどの工夫が実施可能か（小分け等）
- どこにどんな食品がどれだけあるのかを利用者や家族が把握できているか

生鮮食品，チルド，常温保存食品など食品にはさまざまな種類があります。冷蔵庫に加え，利用者が忘れない冷暗所を選んだり，季節によって傷みやすいものへの配慮など，食品に応じた保存方法が重要です。

在宅高齢者の一人暮らしであれば，お肉のパックを買ってきて，1回に使用する量ずつ小分けにパックして冷凍保存することができると，食材を効率的に使うことができます。ただし，小分けパックは手間がかかることでもあるため，利用

者やその家族などが行うことができるかどうかもポイントとなります。

　また，台所や冷蔵庫内に，どんな食品がどれだけあるのかを利用者や家族が把握できていないと，同じ食品ばかり保存したり，食品を腐らせてしまうということにもなります。

　買い物の頻度を考慮しながら，利用者と家族が継続可能な保存方法を検討することが大切です。

3　調理

◆主な観察・アセスメント視点

- 利用者が自分で調理ができるのか
- 利用者が調理ができない場合，調理を行う人は，本人の状態や嗜好を踏まえ，どの程度の調理スキルをもっているか
- 調理の頻度はどの程度か
- 慢性疾患や嚥下調整食等に対応できるか

　調理においては，「誰が」「どの程度の調理スキルをもっているのか」を把握することが重要です。利用者が自分で調理ができない場合，家族やヘルパー，時にはご近所さんも調理を担う場合があります。また，家族が調理する場合も同居か別居かでその頻度も異なり，家族による調理が難しい場合，複数の訪問介護事業所によるヘルパーの介入頻度が多くなっていることもあります。

　本人の嗜好の把握も必要ですが，疾患に応じた食事療法の理解，摂食嚥下機能に対応した調理スキルも必要とされます。利用者の状態を踏まえ，医師，管理栄養士，ヘルパーなどと連携をとりながら対応していく必要があります。

4　喫食

◆主な観察・アセスメント視点

- 食事はひとりで食べるのか，家族やヘルパーなどがいるのか
- 作り置きを再度温める必要がある場合，それは可能か

　利用者の喫食においては，利用者がひとりで食事を食べるのか，あるいは家族やヘルパーなど誰かがそばにいるのかどうかを確認します。誰かと一緒に食べるという行為だけで，食欲がわき，おいしく感じるものです。

　また，調理された料理をすぐに食べる場合はよいのですが，作り置かれたもの

を再度温める必要がある場合，その温め直しを誰が行うかも確認すべきポイントです。利用者自身が温め直すことができればよいのですが，それが難しい場合，家族やヘルパーがいないと冷たい料理をひとりで食べるしかないという場合もあります。ベッド上で動けないから，手の届くところにお茶や菓子などの食べ物が常に置いてあるという利用者もいます。

5 片づけ，ごみ出し・衛生管理

◆ 主な観察・アセスメント視点

> • 冷蔵庫内に賞味期限切れの食材は残っていないか
> • 定期的な片付けやごみ出しを行っているか

買い物，調理はある程度自分でできていても，その片付けや定期的なごみ出しなどが不十分で，台所の衛生管理ができていない場合があります。

冷蔵庫には賞味期限切れの食材が残り，酸っぱいにおいがするなど，不衛生な環境は，食中毒のリスクも高まります。

ごみ出しの日の確認や，冷蔵庫内の整理やごみ出しをしてもらうようにするなど，清潔な環境を維持することが重要です。

2 住環境の観察，アセスメントのポイント

一見，関係なさそうにみえますが，玄関や台所などの整理状況や住環境の観察は，食のアセスメントにつながります。訪問時には不要な情報はないのだという想いで，アンテナをたてて情報収集していきます。

1 外回り，玄関

◆ 主な観察・アセスメント視点

> • 玄関の外，内は整理されているか
> • どのようなものが置いてあるか

訪問するお宅は，戸建て，マンション，アパートとさまざまな形体です。外観や物置のスペースには差がありますが，自宅周囲に置いてあるもので，趣味がみえるかもしれません。食の情報は意外とスムーズに出にくいため，趣味の話が

きっかけで信頼関係の構築にもつながります。

　また，玄関に入るだけで酸っぱい匂いがする場合もあります。このような場合は食品の管理が難しい状況である場合があり，居室にもたくさんの食品や賞味期限切れの食品が置いてあることがあります。玄関の整理整頓ができていないときは，居室も整理整頓できていないことが多いようです。

2　居室

◆ 主な観察・アセスメント視点

- 居室内は整理されているか
- どのようなものが置いてあるか

　居室にも関わらず，商品の段ボールが置いてあったりして，物が多いということがあります。通常の買い物だけでなく，インターネットで多量の商品を買っていたりします。片づけることができず，ごみと商品を一緒にして置かれていることもあります。食品の場合は，どのような食品が置いてあるか，どこで購入しているか等を把握します。食べかけの料理や食品が置いてある場合は，衛生的にも問題があります。片付けや管理などは誰がどのように行っているのか確認します。

3　台所

◆ 主な観察・アセスメント視点

- 台所にはどのように整理されているか
- どのような調理器具があるか
- 冷蔵庫の中にはどんな食材，食品が置いてあるか
- 常備品やレトルト食品，缶詰等の保存食品はあるか

　台所は，「片付いていないから〜」といってなかなか見せてもらえません。台所を見せるということは利用者の家族にとって大きなハードルとなっているようです。しかし食べる状況を把握するには，台所の情報はとても大きいものです。台所が整理整頓されていたら，きちんと調理器具を管理しているか，全く調理をしていないかのどちらかです。調理器具には，鍋やおたまのように一般の家庭でも置いてあるようなもの以外に，ハンドブレンダーやミキサー，圧力鍋等があると，嚥下調整食の調理に使えるかもしれません。しっかりと調理ができている様子では手作りの料理等の紹介もできますが，そうでない場合ではお惣菜などを

買ってくることが多く，その選び方等を支援します。

　冷蔵庫の中身を確認すると，食材がぎっしり入っていたら，きちんと消費されているか腐敗しているものはないか等を確認します。食材はほとんどなく，飲み物や調味料しか冷蔵庫に入っていない場合には，どのように食料を調達しているのか，確認しておかなけれなりません。

3　食事場面での観察

　訪問看護の支援では，食事時間に訪問するのはそれほど多くないかもしれません。おそらく食事時間に訪問する場合は，摂食嚥下に問題があるケースが多いのではないでしょうか。食事準備や食事介助など直接的なケアは，介護者やヘルパーが担うことが多いのかもしれません。食事場面の観察では，全身状態，食欲，食形態，食事摂取の状況，姿勢，食器や食具，食べ方，食事介助の仕方，咀嚼や嚥下機能，嗜好等について，観察していきます。

1　全身状態

◆主な観察・アセスメント視点

- 覚醒
- 体温，呼吸，脈拍，血圧等
- 血中酸素飽和度
- 認知機能，理解度，集中力
- 栄養状態

　食べる時間に覚醒はしているのか，覚醒が悪いときの原因は何か，夜間は眠れているのかや，食事に対して意欲的であるかどうかを観察します。発熱や起立性低血圧などバイタルサインが不安定ではうまく食べることができません。食事の疲労により呼吸数が増えたり，脈拍が増える等の変化がみられます。誤嚥があると，血中酸素飽和度が低下します。食べる行為の理解，ペースの調整，集中力等食べ始めてから変化はないかみていきます。さらに，栄養状態が不良だと，食べるための体力が低下しており，疲れやすくなります。

2　食形態

◆主な観察・アセスメント視点

- 料理ごとの食形態のレベル
- 摂食嚥下機能と食形態

　食形態は，常菜から嚥下調整食まであり，嚥下調整食には，複数の物性の食形態があります。咀嚼や嚥下機能に問題がある場合には，主食・主菜・副菜ごとに食形態をみて，摂食嚥下機能と食形態があっているかどうかを評価します。また，全粥といっても，炊き方が毎回異なるということもあります。調理の仕方により，でき上がりが異なると，誤嚥のリスクが高まります。直接食事時間に立ち会えない場合は，写真などを撮っておいてもらうのも一つの方法です。

3　食事摂取の状況

◆主な観察・アセスメント視点

- 食事提供量
- 食事摂取量
- 食欲，満足度
- 食事時間
- 疲労度

　問診では「食事は完食しています」といいながらも，実際の食事提供量が少ない場合があります。「食べられない」場合には，食事摂取量を把握するだけでなく，提供されている量の把握も重要です。また，3食の食事は少ないが，間食を食べていることで摂取栄養量が維持できているということもあります。

　食は楽しみであってこそ，継続して食べられるものです。食欲や食事の満足度が高いことは，食事摂取量を確保するには重要です。

　食事を食べる時間は，1日〇回，〇時，〇時，〇時，食べている時間は〇分，等を把握します。起床が遅く，食事時間がずれ込んでしまうため1日2食になっている場合があります。1回に食べる時間が長いと食べることで疲れてしまったり，食欲低下につながります。食形態と同様，直接食事時間に立ち会えない場合は，食事摂取量の把握のために写真などを撮っておいてもらうのもよいでしょう。

4 姿勢，食器や食具，食べ方，

◆主な観察・アセスメント視点

- 姿勢(テーブル，車いす，ベッドアップ)
- 食器や食具の種類
- 食具の使い方
- 一口量やペーシング

　自分で食べられている場合と介助が必要な場合があります。

　食べる姿勢はいす，車いす，ベッド上とそれぞれ条件があります。ベッド上や車いすの場合はリクライニングの調整が必要な場合があります。座らせるときに腰と車いすの間にすき間がないかどうかもポイントです。姿勢調整のポイントは理学療法士とも共有し，そのポイントが実践できているのか確認します。

　食器や食具は，料理がすくいにくい場合には，滑り止めのマットを引いたり，すくいやすい食器や食具に変更していきます。食具は正しく持ち，使えているかどうかを観察します。

　一口量が多かったり，ペースが早かったりすると，むせたりせき込んだり誤嚥のリスクが高まります。ここでの情報は，問診でも聞けますが，実際に食べているところをみてわかることがあります。

5 食事介助の仕方

◆主な観察・アセスメント視点

- 姿勢調整(利用者と介助側)
- 食具の選択
- 一口量やペーシング
- 料理の順番(交互嚥下)
- 咀嚼や嚥下機能の確認

　食事介助は，簡単なようで実は最も難しいケアの一つです。利用者が安全に食べられるかどうかは食事介助の影響も大きくあります。

　利用者の姿勢調整は重要ですが，食事介助をする側の姿勢調整も重要です。立ったまま介助するということではなく，視線を合わせて，食べるところをよく観察します。また，開口量など摂食嚥下機能に合わせて食具を選び，一口量や介助するペースにも注意します。料理の飲み込みやすさを考慮し，味も配慮しなが

ら交互嚥下を意識して介助します。利用者の状態（咀嚼はどのようにおきているか，口腔内や咽頭への残留はないか，嚥下反射は起きたかなど）を確認しながら食事介助を行います。食べ方同様，問診でも聞けますが，実際に介助しているところをみてみると，食事介助の問題点がみえることがあります。

6　咀嚼や嚥下機能

◆ 主な観察・アセスメント視点

- むせる
- 咳が出る
- 喉に食べ物が残る
- 痰の量が増える
- 痰がからんだような声になる
- 鼻水が出る
- 食事内容や好みが変わる
- 食欲が落ちる
- 食事にかかる時間が長くなる
- 食事をすると疲れる

　摂食嚥下とは，食べ物を認知し，口に取り込み，咀嚼・食塊形成後，咽頭へ食塊が送り込まれ，嚥下反射が起きる一連の流れです。その一連の流れを観察しつつも，上記のような症状がないか，よく観察します。

　むせや咳は，誤嚥や喉頭侵入によりおきます。実は気道に飲食物が入らないようにするための大事な身体の防御反応です。嚥下反射とむせのタイミング，むせの強弱・性質等を観察します。むせや咳が出たときには，飲み込んだ物の性質（食べ物，飲み物），姿勢，一口量や食べ物を口に運ぶペース，疲労の影響，食べ始めか後半かなど，その原因により対応が異なります。

　食べ物が喉に残ると，痰が増えたり，痰が絡んだような声になります。「あー」と長く声を出せれば大丈夫ですが，短く切れてしまうと咽頭残留していることがあります。

　鼻水は，鼻咽腔閉鎖の問題の関連があります。風邪や花粉症により鼻水が出ることもありますが，普段は何ともないのに食べているときだけ鼻水が出る場合は嚥下機能の低下が疑われます。

　咀嚼や嚥下機能が低下すると，食事内容や嗜好が変わったり，食欲が低下します。むせるので，お茶や汁物を避けることもみられます。食べることで疲れてしまい，食べる時間が長くなったりします。

どんなものを好むのか，以前はどうだったか，そして今はどうなのかを把握しておきます。病気の影響で，以前の嗜好と全く変わってしまう場合もあります。食欲があるときはよいのですが，食欲不振のときには，嗜好に合う料理や食品は食べるきっかけにもなります。何気ない会話の中にも，好きなもの嫌いなものなど，聞いておくとよいでしょう。ただし，「嫌い」と表現するものの中には，嗜好ではなく「かたくて食べられない」等，摂食嚥下機能が影響していることがあります。

4　食事摂取量の把握

病院や施設では，毎食の食事摂取量を把握することができます。しかし，在宅療養生活では，提供する食事も実際に食べた量も食事時間に訪問しないと把握しにくいものです。また，食べた量が多ければ摂取栄養量が多く，少なければ少ない，というものではありません。低栄養状態ではたくさんの量は食べられないが，食品や料理の栄養価を高めたりすることができますし，糖尿病でエネルギーコントロールが必要な場合，品数は多いがエネルギーはあまり高くない，などの工夫ができるからです。このように食べた量と摂取栄養量が反比例することもあります。

食べた量を具体的に聞き取るために，使用しているお茶碗や食器をみせてもらうこともあります。食べる量が少ない人では，「主食も副食も合わせて，お茶碗1杯です」といわれることもあります。

そこで，食べたものを記録用紙に事前に書いてもらったり，訪問時に聞き取ったりします。食事摂取量の把握には，①普段食べているものの傾向をつかむ，②食べるパターンを知る，③食事記録を書くことで利用者・家族が食べているものを整理できる，という目的があります。食事記録用紙には以下のようなものがあります(表2-8，表2-9)。

表 2-8　食事記録用紙 1

	朝　食	昼　食	夕　食	間　食
(記入例) ○／○	食パン 6 枚切 1 枚 ジャム 目玉焼き 1 個 ベーコン 1 枚 コーンスープ 1 杯 ヨーグルト 1 個 お茶 150 mL	ごはん 100 g 焼鮭　1 切 ほうれん草の胡麻和え じゃが芋の味噌汁 お茶 150 mL	ごはん　100 g 麻婆豆腐 もやしのナムル ブロッコリーサラダ お茶 150 mL	せんべい　3 枚 クッキー　1 枚 コーヒー　150 mL
○／○				
○／○				
○／○				

表 2-9　食事記録用紙 2

	(記入例)	○／○　朝食	○／○　昼食	○／○　夕食
主食	食パン 6 枚切 1 枚 ジャム			
主菜	目玉焼き 1 個 ベーコン 1 枚			
副菜	レタス 1 枚 ミニトマト 1 個			
汁物 / 間食	コーンスープ 1 杯 ヨーグルト 1 個 お茶 150 mL			

＊）主食：ごはん，パン，麺類，もち
＊）主菜：肉・魚・卵・大豆料理
＊）副菜：野菜，海藻，きのこ，こんにゃく料理

　高齢者の場合は，食事量全体が少なくなり，エネルギーとともにたんぱく質が不足にならないように気をつけます。以下の問いに一つでも当てはまるならば，注意が必要です。お粥と味噌汁，漬物と粗食になり，たんぱく質不足は低栄養を招きやすいため，1 日 3 回の食事でたんぱく質が豊富に含まれる肉や魚，大豆製品が入っているとよいでしょう(図 2-7)。また，食事だけでなく間食も活用し，間食に牛乳・乳製品をとれているとよいかと思います。

＜低栄養にならないためのチェックリスト＞

• 食事はあっさりしたものにしている

• ごはん，みそ汁，漬け物があればいいと思っている

• 野菜中心で，肉，魚，卵はあまり食べない

• 乳製品(牛乳，ヨーグルトなど) はあまり好きではない

- 脂っぽいものや揚げ物は避けている
- 食品や調味料の摂取量が制限されている
- 噛みにくくなり，食材を選んでいる
- 間食が多い

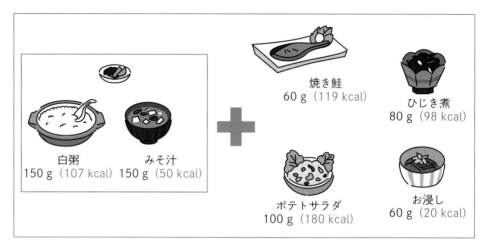

焼き鮭
60 g（119 kcal）

ひじき煮
80 g（98 kcal）

白粥
150 g（107 kcal）

みそ汁
150 g（50 kcal）

ポテトサラダ
100 g（180 kcal）

お浸し
60 g（20 kcal）

図 2-7　粗食にならないように副食を組み合わせる例

5　水分摂取の把握

　水分摂取は，普段の食事（固形食）から約 1,000 mL/ 日，お茶などの飲み物から約 1,000～1,500 mL/ 日，代謝水として 200～300 mL が身体に入り，汗や

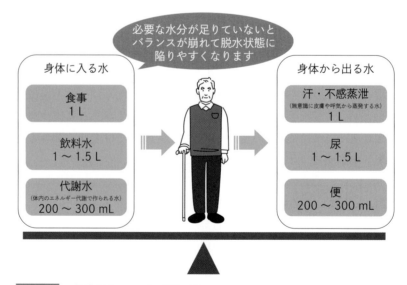

必要な水分が足りていないと
バランスが崩れて脱水状態に
陥りやすくなります

身体に入る水

食事
1 L

飲料水
1～1.5 L

代謝水
（体内のエネルギー代謝で作られる水）
200～300 mL

身体から出る水

汗・不感蒸泄
（無意識に皮膚や呼気から蒸発する水）
1 L

尿
1～1.5 L

便
200～300 mL

図 2-8　水分の in・out バランス

不感蒸泄として 1,000 mL/ 日，尿として 1,000〜1,500 mL/ 日，便で 200〜300 mL が出ていきます。全身状態を安定させるために，この in・out のバランスが崩れないということが重要です（図 2-8）。

　高齢者にとって，水分摂取は

◆中枢神経の影響により口渇感の鈍化

◆トイレの回数が増えることを危惧

◆むせるため飲みたくない

等の理由から，飲みたがらないという傾向があります。

　口渇感の鈍化から，喉が渇いたと感じたときにはすでに脱水傾向になっていることもあり，時間を決めたり，飲む量を意識したりと意図的な水分補給が必要です（表 2-10）。

　食事記録の際には，飲み物の記載もお願いできるといいでしょう。ここでは，お茶，牛乳などの飲み物をイメージされますが，間食で食べているゼリーも水分補給のひとつとなります（表 2-11）。

表 2-10　水分摂取のタイミングと量の例

	起床時	朝食	10 時	昼食	15 時	夕食	就寝前	計（mL）
飲み物	お茶	お茶	ほうじ茶	お茶	紅茶	お茶	イオン飲料	
量（mL）	150	150	150	150	150	150	150	1,050 mL

表 2-11　水分補給に含まれるもの

お茶，紅茶，コーヒー，ジュース，イオン飲料，牛乳，ゼリー，ゼリー飲料

＊）汁物は食事（固形食）からの水分量に含まれます

6　食形態

　食事の観察には，食べる量や水分摂取量とともに，食形態の把握が必要です。食形態には，常菜，軟菜，きざみ食，ミキサー食，ゼリー・ムース食などといわれるものがあります。食形態の把握をするには，食事場面に立ち会ったり，食事づくり・食事介助などの食事のケアで直接関わる以外は，食事の聞き取りや写真を撮っておいてもらうなどして把握します（次頁写真，表 2-12）。

　食形態の調整が必要な場合は，咀嚼や嚥下機能に問題がある場合ですが，その機能と食形態があっていないこともあります。

食事の写真

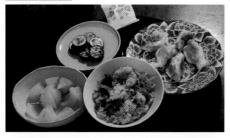

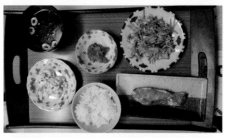

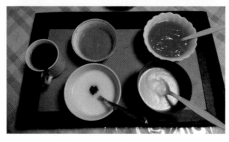

表 2-12 食事場面での食形態の把握

・家族と同じ食事を食べているか
・食事時間はどのくらいか
・咀嚼や嚥下機能に問題はないか
・むせたり，咳き込んだりしていないか
・ゴロゴロしたり，痰の量が増えていないか

　家族と同じ食事を食べられる場合は，食形態は常菜をイメージしがちですが，家族が利用者にあわせて軟らかいごはん，軟らかいおかずを食べているということもあります。このようなときは家族が食べる食材が偏っていないか，栄養不良となっていないか注意が必要です。逆に家族と同じ常菜を食べているが，食事に2時間かかっていることもあります。この場合は，摂食嚥下機能に食形態が合っていない可能性があります。ずっと口にため込みもぐもぐと口を動かしている状況も，「かめている」と家族が評価しており，時間がかかっても特に摂食嚥下機能の低下について問題視していないことがあります。

　むせやせき込みは，誤嚥や喉頭侵入により起きる症状です。これも摂食嚥下機能に食形態が合っていない可能性があります。ほかに，姿勢や一口量，食べる

ペース，食べさせ方等の影響でむせやせき込みが起きることもあります。ゴロゴロしたり痰の量が増えることも同様です（摂食嚥下の評価とアプローチについては Chapter3，嚥下調整食の詳細については Chapter4 でお示しします）。

原疾患の療養と低栄養予防

　在宅療養される要因の一つに慢性疾患の影響があります。慢性疾患と食事は密接な関係があり，例えば血圧や血糖のコントロールのための減塩や糖質の適正摂取，心不全の水分や減塩，他にも透析のエネルギーやたんぱく質調整，減塩等です。脳血管疾患や心疾患の予防には，適正なエネルギーの摂取，バランスの良い栄養素摂取，減塩をこころがける，野菜や果物の摂取を推奨，青魚の摂取を推奨等がありますが，在宅では病院や施設での食事のように毎日整った食事を継続するのはなかなか難しいものです。

　さらに，厳密な食事療法は，疾患の安定を超え，栄養不良となることもあり，注意が必要です。慢性疾患の食事療法を意識するあまり，気がついたら体重が5kg減ってしまった，ということもありました。本人は健康になるために，運動ジムや体操教室に参加して，3kg体重が減って喜んでいたら，実は低栄養状態だった等ということもあります。

　また，糖尿病の食事療法から糖尿病性腎症の食事療法への移行では，糖質制限，エネルギー適正化に，たんぱく質調整が加わり，より混乱を招きやすくなります。食事療法のポイントが十分理解されず，極端な食事療法になっていることも少なくありません（表2-13）。

表 2-13　　在宅で起きやすい極端な食事療法
・たんぱく質調整となり，肉や魚は何も食べられない（まったく買ってこない） ・塩分制限では，全く味つけしない，調味料を使わない ・糖質制限で主食は減量したが，間食は関係ない ・食べてくれないので，食べる分だけ出している

　病院で減塩食を提供されているが，食欲が低下し，食事の半分量も摂取できない，という場合があります。いくら減塩調理をしても，食べられないのでは疾患の安定よりも低栄養のリスクを高めていしまいます。この場合は，減塩指示を解除し，まずは食事摂取量の確保を優先することがあります。原疾患の再発予防に努めつつも，食事と運動（活動量）の適度なバランスを保ち，フレイル予防，低栄養予防の視点をもたなければなりません。

リハビリテーションと栄養

リハビリテーションを行っている人には低栄養が多いといわれています。廃用症候群でリハビリテーションを行っている入院高齢患者の約9割に低栄養を認めたことが報告されました。また，回復期リハビリテーション（回復期リハ）病棟に入院する患者の約4割に低栄養が認められ，ADL（日常生活活動）の向上が得られにくいことが報告されています。その一方で，栄養状態が改善した患者ではADLが向上するといわれています。

栄養状態が良好で栄養管理も適切であれば，筋肉量増加を目指したリハビリテーション（レジスタンストレーニングなど）による効果を期待できます。しかし，低栄養患者においてはかえって栄養状態の悪化をもたらす可能性があります。筋肉の合成にはたんぱく質だけではなく，エネルギーが必要であり，それらが不足している状態でレジスタンストレーニングを行うと，筋肉を分解してエネルギーを産もうとするため，筋肉量はかえって減少することになってしまいます。

リハビリテーション栄養とは，リハビリテーションを必要としている人に対し，「リハビリテーションの内容を考慮した栄養管理と，栄養状態を考慮したリハビリテーションを行うこと」を指します。リハビリテーションと栄養管理の視点を同時にもち，アセスメントしていく必要があります(表2-14)。

表2-14　リハビリテーション栄養アセスメントのポイント

- 栄養障害を認めるか，原因は何か評価する。
- サルコペニアを認めるか，原因は何か評価する。
- 摂食嚥下障害を認めるか評価する。
- 現在の栄養管理は適切か，今後の栄養状態はどうなりそうか判断する。
- 機能改善を目標としたリハビリテーションを実施できる栄養状態か評価する。

若林秀隆編：リハビリテーション栄養ハンドブック．p.91, 医歯薬出版，2010.

家　族

1　家族指導のポイント

　在宅療養のケアには，食事以外に，整容，清潔，排泄，入浴等があり，そのケアを毎日行うのは，家族です。家族にはいろいろなサポートの形があり，そばでサポートしている家族もあれば，日中就労していて不在の家族，少し離れて暮らしているが定期的にやってきて買い物サポートしている家族等があります。

　本来であれば，療養者中心の支援と考えますが，同時に毎日ケアを行う家族介護者の想いにも寄り添いながら支援をしていかないと，家族介護者がつぶれてしまうこともあります。積極的に在宅介護をしていることもあれば，選択肢なく在宅介護をすることになってしまった，という環境もあります。家族介護者が倒れてしまえば，在宅療養が成り立たなくなり，ショートステイや入院を余儀なくされてしまいます。

　特に，食の支援では，買い物，調理～片づけなど支援内容は多く，さらに慢性疾患に対応した食事，咀嚼や嚥下機能に対応した嚥下調整食などは，大きな負担となります。血糖の高値が続いているのに食事量が多い，間食・甘味物が多い，低栄養状態なのにたくさん食べられない，認知症で「食べたくない」といわれる，摂食嚥下障害でむせる・時間がかかる等です。栄養は大事，食は大事といわれ，分かっていても，なかなか実行できるとは限りません。

　さらに，栄養状態が悪いのに，もっと歩けるようになりたいとか，口から食べたいとか，いつまでゼリーだけなのかなどといわれたりしますが，食べる量が増えなかったり，経管栄養の投与量が少なかったりして栄養状態が改善しなければ，その想いに応えることはできません。本人や家族介護者は，どうしても目の前の目標やケアの軽減などに目がいきがちとなりますが，今少し大変かもしれないがこれをやると，次にはこんなことができる，こんなものが食べられる，というように，少し先をみせてあげると，前に進むきっかけになるのではないかと思います。

　家族介護はできる前提で支援するのではなく，できないかもしれないという前提で，できることを探しながら支援していく必要があります。

2 家族との情報共有

　家族の介護状況をみてみると，同居している場合や近くに別居，遠くに別居等，その距離感により，介入できる頻度や内容は変わります。また，同居していても，日中就労していてうまく関われないこともありますし，遠くに別居していても，週に1度は必ずやってきて，身の回りのことをやっている家族もいます。

　食に関する環境は，Chapter2のSection4で述べたように，食材の調達や保存，調理や喫食，片づけ等があり，本人や家族は何をどのようにどこまで実施できているのかを把握し，その情報共有に努めなければなりません。食事時間に訪問できなければ，食べた量の把握はスマホなどで撮っておいてもらうことや，メールやLINEで送ってもらうこともできます。食事記録を使って食べたものを書いておいてもらうこともできます。また，経管栄養と経口摂取の併用時には，経口摂取量により経管栄養剤や水分の投与量を調整する必要があるため，訪問以外の時間にタイムリーに共有しあうこともあります。

　また，専門職が毎日自宅にいてくれるわけではないので，とろみのつけ方や調理の工夫，姿勢や食べさせ方などのポイント，食物繊維やMCTオイル，プロテインパウダーの添加等個々の栄養状態にあわせて，実践できるような指導資料等を作り，口頭だけでなく見える形で共有します。特に，本人の希望を聞き，摂食嚥下機能に合わない食形態の提供は，誤嚥や窒息のリスクを高めてしまいます。嚥下調整食分類の資料は，いま自分がどの段階にあるのかを把握し，今後どこに向かうのかという目的を明確にするためにも有効です。

　他職種からみた本人や家族介護者の様子は，連絡ノートやICTツールを使って，共有します。各職種には，さまざまな実践報告書の様式がありますが，その多くはコピーや複写用紙を自宅に置いてあるため，訪問時に確認することもできます。

他職種へのコーディネート

1 多職種の情報共有

　ひとりの利用者に対し，訪問診療医，訪問看護師，訪問歯科医，訪問薬剤師，訪問栄養士，訪問リハビリテーション，訪問介護，訪問入浴，福祉用具と多くの業者が介入できます（表2-15）。これに介護支援専門員を中心に，介入している職種を把握し，必要に応じて情報共有します。訪問系の業種はいつも外回りをしているので，お互い連絡が取りにくいものですが，この情報共有にパワーを注ぐことはとても重要です。

　連絡を取り合う方法は，電話やFAX，メール，報告書以外に，ICTのツール，LINEなどを用います。ICTを使うと文字だけでなく，食べている写真や動画を共有できるため便利です。今では，ICTのツールの中で他職種と情報共有できます。もっと具体的に相談したいときなどは，文字だけではニュアンスが伝わりにくいため，直接電話し相談します。

2 利用者の食や栄養に関する情報連携

　栄養情報提供書は，病院から施設，病院から在宅，施設から在宅等への移動時に情報共有するためのものです（図2-9）。栄養情報提供書には，基本情報のほかに，食事に関する内容（提供栄養量や栄養補給法，水分摂取状況，食事形態，食物アレルギー，禁止食品，補助食品），栄養及び身体状態（身長や体重，BMI，採血データや褥瘡の有無，咀嚼や嚥下状況，介護食器等）についての記載があります。様式は，各病院や施設でいろいろな様式がありますが，栄養管理の経過や食形態等の情報を把握することができます。

　病院や施設での経過を把握したうえで，在宅療養での利用者の食環境を把握します。3食の食事量が少なくても，間食が多く，摂取栄養量は問題ない，ということもあります。より具体的に在宅での環境について情報収集し栄養状態の評価をしていきます。

表 2-15 食や栄養ケアに関する多職種連携

職　種	連携内容
訪問医師	全身状態や病状の確認 食事・水分摂取量と適正栄養量の充足率 経管栄養剤や投与量の調整 経口摂取拡大のリスク管理
訪問看護師	食事・水分摂取量と適正栄養量の充足率 経管栄養剤や投与量の調整 経口摂取拡大のリスク管理 排泄情報の共有
訪問管理栄養士	栄養アセスメント，栄養診断 食事・水分摂取量と適正栄養量の充足率 経管栄養剤や投与量の調整 食事の準備などの食事環境の把握 慢性疾患，嚥下調整食・食形態の調理指導 栄養摂取の状況と排泄情報の共有
訪問歯科医師・歯科衛生士	口腔機能や嚥下機能の評価 口腔ケア
訪問薬剤師	服薬内容と食欲，食事 薬と食事の相互作用 嚥下機能の低下と服薬形状調整
訪問リハビリテーション	リハビリテーションと栄養管理の視点 リハビリテーションの負荷量と栄養状態の把握，調整 体重増加と筋肉量評価
訪問介護	食事準備，調理(特別食，嚥下調整食) 食事調整(姿勢・食具)・介助，口腔ケア
訪問入浴	皮膚の観察，体重の情報共有
福祉用具	ベッドや車いすの選択・調整 自助具やカットアウトテーブル
介護支援専門員	食事の準備，摂取状況，食事ケアの現状や体重の変化 咀嚼や嚥下状況 ケアプランの中でも食支援の優先順位が高いときは頻繁に共有する

● エピソード

　Aさん(75歳，女性)，脳梗塞で入院。退院後の栄養情報提供書では，経口摂取で1,400 kcal/日，たんぱく質60 g，食形態は全粥，軟菜，とろみなしと記載がありました。発症当初は軽い嚥下障害があったようです。退院後の介護者は夫で，お惣菜を買ってきており，最初はお粥を食べていたようですが，今は主食もご飯になっているようです。

　自分で食べると食べこぼしが多く，ときどき夫が介助するようになりました。ストローで飲んでいた飲料は，口の脇(口角)からこぼすようになり，むせたりせき込むようです。

栄養情報提供書　　○○○○　御中 _____

☑以下のとおり、栄養情報を提供いたします。　　　　　　　　　　担当管理栄養士　△△△△

					作成日：　　　年　　月　　日

氏名	●● ○○		性別		要介護度	
医師		介護支援専門員				
栄養・食事行為に対す本人及び介護者の意向						
長期目標						
短期目標						

栄養問題	□慢性疾患(その他　　　　　　) □食欲不振　□脱水症　□嘔気・嘔吐　□腹部膨満感　□下痢　□便秘 □低栄養　□摂食嚥下障害　□熱発　□経管栄養(　　　) *皮膚の状態(　□褥瘡　□浮腫　□乾燥　) *口腔状態(　□痛み　□口臭　□口腔乾燥　□義歯の不具合　□汚れ　□味覚低下　)
今までの経過等	

身体情報	身長		cm	体重		kg	前体重⇒	
	BMI		kg/m^2	体重増減率		%/ 月		
	体温		℃ 血圧	/	sPO$_2$	% 脈拍		
検査情報	無				MNA-sf			
摂食嚥下機能	口腔環境		総義歯		口腔ケアの習慣		口腔改善介入	
	先行期							
	準備期							
	口腔期							
	咽頭期							
	食道期							
	姿勢		食具		食事介助		口腔ケア	
食事情報	食事内容		主食		副食		とろみ	
	目標栄養量		kcal/日	たんぱく質		g	塩分制限	
	食事摂取量		kcal/日	ONS		kcal/日		
	総摂取栄養量		kcal/日	アレルギー			嗜好	

経過	
A(アセスメント)	
P(計画)	
総合評価	改善　・　改善傾向　・　維持　・　悪化

図 2-9　栄養情報提供書

食事の状況を聞くと，エネルギーは入院中ほどとれていないようで，退院後の体重測定はできていませんでした。そこで，栄養情報提供書を再確認し，体重測定をすると，摂取栄養量の確保や食形態の再調整が必要だと感じています。

● エピソード

Sさん（96歳），大腿骨骨折後，寝たきりになり，娘さんの介護を受けています。もともと好き嫌いもなく，何でも食べていたそうですが，入院で体重が5 kg減ってしまいました。栄養情報提供書では入院当初の食欲低下が影響していると記載がありました。退院直後，食事は3食食べているようですが，食事の量が少ないようだと訪問医から連絡がありました。

訪問してみると，3食は全粥を茶碗1杯（150 g），おかずは2品で全部で350 g，食事時の水分摂取は100 mLと1食300 kcalにも満たず少ないように思えましたが，10時，15時で，おやつを食べており，その量は，バナナ1本，カステラ2個やまんじゅう，お茶は湯呑み2杯と，間食で400 kcalの摂取が確認でき，摂取栄養量は問題ないと判断できました。退院後は体重減少はみられておらず，わずかですが増加傾向です。

臨床倫理

1 意思決定プロセスと食支援

　人は，終末を迎えるにあたり，徐々に食べられなくなっていきます。万が一の状態のときに備えて，普段から食べられなくなったらどうするのか，胃ろうはつくるのか？　点滴はするのか？　等の話し合いを行っておく必要があります。とはいえ，急に人生の最終段階の話といわれても，本人も家族・介護者も驚いてしまうかもしれません。しかし，例えば発熱したときに病院で治療を受けたいか，在宅でできる治療はこのようだ，という話し合いを繰り返していく中で，利用者自身が今までの人生で大切にしてきたことは何か，どう生きたいのかや，介護者はどのような想いで介護をしているのかなどを垣間みることができ，最期のときを迎える場所についても，徐々にイメージができてくるのではないでしょうか。

　食べられなくなってきたといっても，利用者や疾患の影響もあり，食べる機能がある程度残っている場合もあれば，食べる機能が低下している場合があります。食べる機能の状態により，食支援の仕方も変わってきます。最期までの時間に，大好きだった食べ物を，食べやすく調理し，大好きな人と，一緒に時間を共有するという支援や，最期まで安全に味わえるような食環境の調整（口腔ケア，姿勢調整，食べさせ方等）があります。最期まで誤嚥や発熱等なく，安定した全身状態を保てるように栄養管理を行います。

　食事がとれなくなることで，水分もとれず，常に身体は脱水傾向になります。覚醒不良の時間が長くなり，循環器や腎機能の低下から尿量は減少し，排便量も減ります。浮腫がみられるようになり，酸素飽和度の低下，努力呼吸もみられるようになりますが，わずか数口の味わいでも本人と介護者共に，最期に得られる快刺激の一つだと考えます。

　日本老年医学会は，高齢者ケアの意思決定プロセスに関するガイドラインを2012年にまとめました。高齢者ケアの現場において，何らかの理由で経口摂取ができなくなったときに，人工的水分・栄養補給法（以下 AHN = artificial hydration and nutrition）を導入するかどうかというものがあります。多くの医療者が AHN の導入に対し，導入しないことに倫理的問題を感じ，かつ導入する

ことにも倫理的問題を感じているという困惑があり，高齢者の最期の生がどうあるのがよいかについての共通理解が定まっていないことから，臨床現場で医療・介護・福祉従事者がAHN導入をめぐって適切な対応ができるように支援することを目的に策定されました（図2-10）。

　臨床現場において，医療・介護・福祉従事者たちが，本人・家族とのコミュニケーションを通して，AHN導入をめぐる選択をしなければならなくなった場合に，適切な意思決定プロセスをたどることができるように，ガイドしてくれています。個々の事例に対し，よく考えながら進めていきましょう。

☆以下の意思決定プロセスは，「1．医療・介護における意思決定プロセス」と「2．いのちについてどう考えるか」に従い，本人・家族や医療・介護・福祉従事者のあいだのコミュニケーションを通じて，皆が納得できる合意形成とそれに基づく選択・決定を目指して，個別事例ごとに進めてください

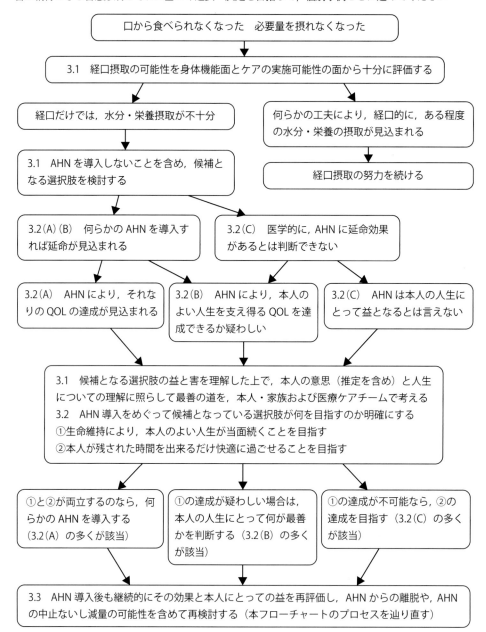

口から食べられなくなった　必要量を摂れなくなった

3.1　経口摂取の可能性を身体機能面とケアの実施可能性の面から十分に評価する

経口だけでは，水分・栄養摂取が不十分

何らかの工夫により，経口的に，ある程度の水分・栄養の摂取が見込まれる

3.1　AHN を導入しないことを含め，候補となる選択肢を検討する

経口摂取の努力を続ける

3.2（A）（B）　何らかの AHN を導入すれば延命が見込まれる

3.2（C）　医学的に，AHN に延命効果があるとは判断できない

3.2（A）　AHN により，それなりの QOL の達成が見込まれる

3.2（B）　AHN により，本人のよい人生を支え得る QOL を達成できるか疑わしい

3.2（C）　AHN は本人の人生にとって益となるとは言えない

3.1　候補となる選択肢の益と害を理解した上で，本人の意思（推定を含め）と人生についての理解に照らして最善の道を，本人・家族および医療ケアチームで考える
3.2　AHN 導入をめぐって候補となっている選択肢が何を目指すのか明確にする
①生命維持により，本人のよい人生が当面続くことを目指す
②本人が残された時間を出来るだけ快適に過ごせることを目指す

①と②が両立するのなら，何らかの AHN を導入する（3.2（A）の多くが該当）

①の達成が疑わしい場合は，本人の人生にとって何が最善かを判断する（3.2（B）の多くが該当）

①の達成が不可能なら，②の達成を目指す（3.2（C）の多くが該当）

3.3　AHN 導入後も継続的にその効果と本人にとっての益を再評価し，AHN からの離脱や，AHN の中止ないし減量の可能性を含めて再検討する（本フローチャートのプロセスを辿り直す）

図 2-10　人工的水分・栄養補給の導入に関する意思決定プロセスのフローチャート

日本老年医学会：高齢者ケアの意思決定プロセスに関するガイドライン　人工的水分・栄養補給の導入を中心として．p.23, 2012.

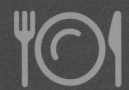
摂食嚥下機能のアセスメントと支援

総　論

1　摂食嚥下の重要性

　口から食べる機能の獲得は，赤ちゃんが生まれて数か月後，離乳食の時期にさかのぼります。母乳や人工乳を飲み込む（嚥下）ことから，食べ物を口に取り込む（捕食），舌を使って食べ物を咀嚼し，飲み込みやすい塊にまとめる（食塊形成），舌を使って喉に送り込み，ごっくんと飲み込むなど食べる行為は，簡単なようで意外に複雑です。さらに，食べること＝栄養や水分をとること，であり生命の維持にも直結しています。

　さらに，食べるためには，口腔機能，姿勢や摂食動作，呼吸・咳嗽機能，食べ方・食べさせ方，食べる機能を維持・高めるためのリハビリテーションなど，多岐の視点での介入が求められます。多職種連携といいますが，「食べる」ことはまさに多職種の視点での介入が重要になります。

　加齢や疾患の影響で，食べる機能が低下すると，栄養・水分不足となるだけでなく，おいしく食べることや食べる楽しみの喪失へとつながります。摂食嚥下障害は，誤嚥性肺炎のリスクが高くなり，誤嚥性肺炎を繰り返すと，絶食の期間もあるので，栄養状態が悪化します。低栄養状態は全身状態を不安定にさせ，肺炎の改善を遅らせたり，さらに嚥下機能を低下させます。

　したがって，在宅療養を継続するには，誤嚥性肺炎や脱水などで入・退院を繰り返すことなく，口から食べ続けているということは重要です。

2　食べる機能の低下と要因

　食べる機能の低下とは，咀嚼や嚥下機能の低下とともに，認知機能や摂食動作による問題も含まれます。その原疾患は，①機能的障害と②器質的障害，③その他に分けられます（表 3-1）。

　◆機能的障害には脳血管疾患や頭部外傷，パーキンソン病や脊椎小脳変性症

表 3-1 摂食嚥下障害になりうる原疾患

	口腔・咽頭	食道
機能的障害	・脳血管障害，頭部外傷，脳腫瘍 ・脳膿瘍，脳炎，髄膜炎 ・錐体外路疾患（パーキンソン病，進行性核上性麻痺） ・脊髄小脳変性症 ・運動ニューロン疾患（筋萎縮性側索硬化症，進行性球脊髄性筋萎縮症） ・多発性硬化症 ・末梢神経疾患（ギラン・バレー症候群，糖尿病性末梢神経炎など） ・筋疾患（筋ジストロフィー，多発性筋炎など） ・神経筋接合部の異常（重症筋無力症） ・加齢に伴う変化	・食道アカラシア ・筋炎 ・強皮症，SLE（全身性エリテマトーデス） ・胃食道逆流
器質的障害	・舌炎，口内炎，歯槽膿漏 ・扁桃炎，扁桃周囲膿瘍 ・咽頭炎，喉頭炎 ・頭頸部腫瘍（口腔・舌がん，上顎がん，咽頭がん） ・外からの圧迫（甲状腺，腫瘍，頸椎症など）	・食道炎，潰瘍 ・食道の蛇行，変形，狭窄 ・腫瘍 ・食道裂孔ヘルニア ・外からの圧迫（頸椎症，腫瘍） など
その他	・加齢 ・心因性疾患・摂食障害，神経性食欲不振症 ・咽頭異常感症（心気神経症）・サルコペニア ・嚥下困難（ヒステリー，うつ病） ・嘔気，嘔吐，胸やけ（心身症（ストレス性胃潰瘍，神経性））	

藤島一郎：脳卒中の摂食・嚥下障害　第2版．p.3，医歯薬出版，1998.

などの進行性神経筋疾患，食道アカラシアなどがあり，

　◆器質的障害では，舌炎，口内炎や，口腔がん，舌がん，食道裂孔ヘルニアなどがあり，

　◆その他の要因では，加齢やサルコペニア，薬剤の影響（表3-2）などがあります。歯がない，義歯が合わない，唾液の分泌が低下することや，舌の運動機能の低下から，うまく噛めない，飲み込みにくいということも起こります。加齢により喉頭の位置が下がり，嚥下反射時の喉頭挙上が不十分になる，輪状咽頭筋の収縮力も低下し，唾液や飲食物が喉に残りやすくなるともいわれます。サルコペニアでは，口腔周囲筋群の筋肉量と筋力が低下することで，摂食嚥下障害となります。薬剤の影響により薬剤性嚥下障害を引き起こします。

| 表 3-2 | 薬剤性嚥下障害 |

薬剤	症状
向精神薬	嚥下反射，咳反射の減退 錐体外路系の副作用 精神活動の低下 口腔内乾燥
抗コリン剤	唾液分泌障害 下部食道内圧の低下
筋弛緩薬	精神活動の低下 過度の筋弛緩
抗てんかん薬	精神活動の低下
抗ヒスタミン薬	精神活動の低下 口腔内乾燥

● エピソード

Iさん（68歳，女性）は，定年退職した夫と2人暮らしです。普段から自治会の婦人会の集まりには参加し，習字をやったりカラオケをやったりしていました。

ある日，婦人会のひとりが「そういえばIさん，最近みかけないね。どうかしたのかな」とIさんの話題になりました。実はIさんは，少し前に大きな口内炎ができてしまい，話しにくさを感じていたので，自治会の集まりには参加していなかったのでした。

1週間後，久しぶりに婦人会に参加すると，やせたんじゃないと指摘されます。もう，口内炎も治っているし，食欲もあるし，それほど気にしてはいませんでしたが，体重を測ってみると，2kgもやせていました。その後さらに1kg減り，1か月で3kgも減ってしまったのです。

　実は，Iさんは降圧薬を飲んでいて，夫には頻繁に口の渇きを訴えるようになっていました。口内炎をきっかけにやせたことで，義歯が合わなくなり，余計に噛みにくくなっていました。楽しみだった食べることが少し苦痛になり，軟らかい食べ物を選んで食べるようになってしまっていました。

　脳梗塞やパーキンソン病等だけでなく，口の渇きや口内炎，薬の副作用，義歯の不具合なども食べる機能の低下のきっかけになります。低形態食（軟菜など）は栄養価が低下しているため，Iさんはこのまま軟らかいものを食べ続けていると，同じ量を食べていても体重が減ってしまいます。体重が減ることで，身体の骨格筋量が減り，筋力も低下し活動性の低下とともに，咀嚼や嚥下に関する筋委縮により機能低下につながってしまいます。

Iさんは，すぐに歯科受診時に義歯の調整をしてもらい，かつ一時的には軟らかいものでも，以前と同様の栄養量を確保するために，間食を利用して，減ってしまった体重を元に戻す必要があります。

3 摂食嚥下5期

摂食嚥下とは，口から食べるという行為であり，食べ物が認知され，口腔から咽頭，食道を経て胃に至るまでのプロセスをいいます。摂食嚥下5期とは，この流れを，先行期，準備期，口腔期，咽頭期，食道期の5期に分けたものです（図3-1）。「口から食べる」行為は，単に噛んで飲み込むということでないため，食べる機能の低下に関しては，摂食嚥下の5期を詳細にアセスメントしていきます。

◆ **先行期（認知，摂食動作）**
　目の前の食べ物を食べ物だと認識し，そのかたさや温度，味などをイメージし，どのように口へ運ぶのか，判断し運ぶ。

◆ **準備期（捕食，咀嚼，食塊形成）**
　口唇または前歯で食べ物を取り込み（捕食），咀嚼をしながら，唾液と混ぜて飲み込みやすいひとつの塊（食塊）をつくる。

◆ **口腔期（食塊移送）**
　食塊形成されたものを，舌を使って，喉（咽頭）へ送り込む。

◆ **咽頭期（嚥下反射，咽頭通過）**
　喉（咽頭）に送り込まれてきた食塊を反射により飲み込む。

◆ **食道期（食道通過）**
　嚥下反射とともに食道入口部が開き，食塊が食道の蠕動運動により胃へと送り込まれていく。

先行期	準備期		口腔期	咽頭期	食道期
食べ物の認知	捕食	咀嚼と食塊形成	咽頭への送り込み	咽頭から食道への移送	咽頭から胃への送り込み

図 3-1 摂食嚥下5期

食事の観察では，この摂食嚥下5期を整理しながら，観察・評価していきます。

例えば，ご飯を食べる，ということを考えると，

◆（先行期）目の前のご飯を認識し，はしと茶碗を手で持って，はしでご飯をすくい，口元に運ぶ

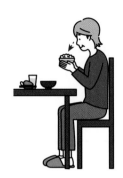

◆（準備期）はしが口の中に入ると，口唇で口に取り込み，舌で奥歯の方（臼歯上）に移動させ，咀嚼，食塊形成する。右や左で咀嚼するのは，舌によりご飯を移動している。

◆（口腔期）食塊形成されたものを舌を使って，喉（咽頭）へ送り込む
◆（咽頭期）喉（咽頭）に送り込まれてきた食塊を飲み込む。
◆（食道期）嚥下反射とともに食道入口部が開き，食塊が食道の蠕動運動により胃へと送り込まれていく
となります。

　ここで，「誤嚥」とは，「食べ物や飲み物，唾液などが声帯を越えて誤って気管に入ること」であり，誤嚥による肺炎は高齢者では致命的なリスクの一つとなっています。

2

摂食嚥下アセスメントツール

摂食嚥下機能の問題が疑われた場合には，まず原疾患や薬剤の影響を把握し，摂食嚥下のスクリーニングを行い，アセスメントや専門的検査，または食事観察評価により，摂食嚥下機能のレベルを判断し，介入方法を検討します＊（表3-3）。

表3-3 摂食嚥下障害の診断の流れ
摂食嚥下障害の要因となる原疾患や薬剤，栄養状態の把握
↓
摂食嚥下のスクリーニング，頸部聴診
↓
専門的検査(VF，VE) または食事観察評価
摂食嚥下のアセスメント
↓
摂食嚥下機能の診断，レベル評価，介入方法検討

＊食事観察におけるアセスメントの視点は39頁を参照

◆ 摂食嚥下状況のレベル

摂食嚥下障害者が，どのくらい食べられているのかを把握・評価した「摂食嚥下状況のレベル」があります（表3-4）。これは，「している状態」をそのまま評価しており，嚥下造影検査や内視鏡検査が不要です。

表3-4 **摂食嚥下状況レベル**

経口摂取なし	Lv.1	嚥下訓練を行っていない
	Lv.2	食物を用いない嚥下訓練を行っている
	Lv.3	ごく少量の食べ物を用いた嚥下訓練を行っている
経口摂取と代替栄養	Lv.4	1食未満の嚥下食を経口摂取しているが，代替栄養が主体
	Lv.5	1～2食の嚥下食を経口摂取しているが，代替栄養が主体
	Lv.6	3食の経口摂取が主体で，不足分の代替栄養を行っている
経口のみ	Lv.7	嚥下食を3食している。代替栄養は行っていない
	Lv.8	特別に嚥下しにくいものを除いて，3食経口摂取している
	Lv.9	食物の制限はなく，3食を経口摂取している
正常	Lv.10	摂食嚥下に関する問題なし

藤島一郎，大野友久ほか：「摂食・嚥下状況のレベル評価」簡便な摂食・嚥下評価尺度の開発. リハビリテーション医学43 Supplement 号：S249, 2006.
Kunieda K,Ohno T,Fujishima I,Hojo K,Morita T:Riliability and Validitof a Tool to Measure the Severity of Dysphagia:The Food Intake LEVEL Scale.J Pain Symptom Manage.:201-6, 2013.

1 摂食嚥下スクリーニングテスト

1 反復唾液嚥下テスト（repetitive saliva swallowing test, RSST）

　反復唾液嚥下テストは，在宅でも簡単に実践できる，安全な嚥下障害のスクリーニングテストです。30秒間に唾液を何回飲み込めるかを測定するスクリーニングテストです。

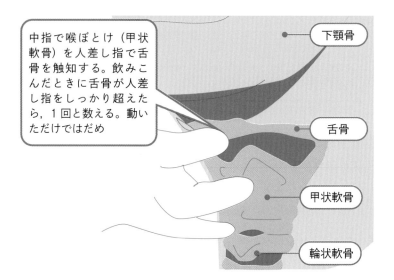

<手順>
1）人差し指を舌骨（顎の下のでっぱり），中指を喉ぼとけに当てます
2）その状態で，30秒間にできるだけ多く唾液を飲み込んでもらい，嚥下した数を数える
＊）正常値は，3回で，2回以下の場合は誤嚥の疑いがあるとされます。

中指で喉ぼとけ（甲状軟骨）を人差し指で舌骨を触知する。飲みこんだときに舌骨が人差し指をしっかり超えたら，1回と数える。動いただけではだめ

下顎骨
舌骨
甲状軟骨
輪状軟骨

＊）認知機能が低下し指示が理解できない場合は，測定者がタイマーをみながら，
「ごっくんしてください。」
（嚥下反射が起きたら）
「もう1回ごっくんしてください。」
（さらに嚥下反射が起きたら）
「もう1回ごっくんしてください」と
口頭で誘導しながら嚥下反射を促し，30秒間に何回嚥下反射が起きるかを測定します。

図 3-2　**反復唾液嚥下テスト実施上の注意点**

2 改訂水飲みテスト

　改訂水飲みテストは，3 mL の冷水を安全に飲めるかどうかの検査です。3 mL の冷水を飲み込んでもらい嚥下運動およびそのプロフィールより咽頭期障害がないかを評価します。

<手順>
①冷水 3 mL を口に注ぎ嚥下を指示します
②嚥下反射後，反復嚥下を 2 回行ってもらいます
③プロフィールの評価基準が 4 点以上なら最大 2 施行繰り返します
④最低点を評価します

<プロフィール>
1 点　嚥下できない
2 点　嚥下できる。むせもないが，呼吸変化がある
3 点　嚥下できるが，むせたり湿性嗄声がある
4 点　むせや湿性嗄声はないが，追加で空嚥下を 2 回できない
5 点　追加で空嚥下を 30 秒以内に 2 回できる

＊）湿性嗄声とは，湿ったしゃがれた声
＊）空嚥下とは，唾液を飲み込むこと

3 フードテスト

　フードテストは，ティスプーン 1 杯のプリンを安全に飲めるかどうかの検査です。ティスプーン一杯の(約 4 g）のプリンを食べてもらい，嚥下運動およびそのプロフィールより，口の中の食塊形成能力や喉（咽頭）への送り込みの問題，咽頭期障害がないかを評価します。

<手順>
①プリンを舌の上中央におき，嚥下を指示します
②嚥下後，反復嚥下を 2 回行ってもらいます
③プロフィールの評価基準が 4 点以上なら最大 2 施行繰り返します
④最低点を評価する

<プロフィール>
1 点　嚥下できない

2点　嚥下できる。むせもないが，呼吸変化がある

　3点　嚥下できるが，むせたり湿性嗄声がある

　4点　むせや湿性嗄声はないが，追加で空嚥下を2回できない

　5点　追加で空嚥下を30秒以内に2回できる

＊）湿性嗄声とは，湿ったしゃがれた声
＊）空嚥下とは，唾液を飲み込むこと

4 EAT-10

　EAT-10とは，摂食嚥下障害のスクリーニングに用いる質問紙票です。もともとはアメリカの摂食嚥下障害の評価方法であり，日本語版があります。「Eating Assessment Tool」の頭文字と，質問項目が全部で10個である点から，略して「EAT-10」（図3-3）と呼ばれます。

　10項目には，体重減少や，液体や固形物の嚥下状態，咳の有無などに関する質問があり，最大40点に点数化され，合計点数が3点以上の場合は，嚥下について専門職に相談することを勧めています。

2 摂食嚥下アセスメント

　摂食場面での食べる機能が低下してきたときの症状とアセスメントのポイントについては，Chapter2で紹介しています。ここでは，口から食べる前提として全身状態の把握や高次脳機能，気道のクリアランス，口腔内の状態，体幹・姿勢，体力（疲労度）についてみていきます。そして，それらは食前，食事中，食後という場面により変化することがあります。ほかに，食前には嚥下器官の評価（形態・運動性・知覚）や食べる意欲について，食事中には摂食嚥下5期（認知・捕食〜咀嚼・食塊形成〜嚥下）の流れと一口量や食べるペースなどの食べ方・食べさせ方について，食後には食の満足度についてもアセスメントしていきます（表3-5）。

EAT-10:
嚥下アセスメントツール

Nestlé
Nutrition Institute

| 姓 | 名 | 性別 | 年齢 | 日付 |

目的

EAT-10は、嚥下の機能を測るためのものです。
気になる症状や治療についてはかかりつけ医にご相談ください。

指示

各質問で、あてはまる点数を四角の中に記入してください。

以下の問題について、あなたはどの程度経験されていますか？

1 飲み込みの問題が原因で、体重が減少した

0 = 問題なし
1
2
3
4 = ひどく問題

2 飲み込みの問題が、外食に行くための障害になっている

0 = 問題なし
1
2
3
4 = ひどく問題

3 液体を飲み込む時に、余分な努力が必要だ

0 = 問題なし
1
2
3
4 = ひどく問題

4 固形物を飲み込む時に、余分な努力が必要だ

0 = 問題なし
1
2
3
4 = ひどく問題

5 錠剤を飲み込む時に、余分な努力が必要だ

0 = 問題なし
1
2
3
4 = ひどく問題

6 飲み込むことが苦痛だ

0 = 問題なし
1
2
3
4 = ひどく問題

7 食べる喜びが飲み込みによって影響を受けている

0 = 問題なし
1
2
3
4 = ひどく問題

8 飲み込む時に食べ物がのどに引っかかる

0 = 問題なし
1
2
3
4 = ひどく問題

9 食べる時に咳が出る

0 = 問題なし
1
2
3
4 = ひどく問題

10 飲み込むことはストレスが多い

0 = 問題なし
1
2
3
4 = ひどく問題

採点

上記の点数を足して、合計点数を四角の中に記入してください。

合計点数（最大40点）

次にすべきこと

EAT-10の合計点数が**3**点以上の場合、嚥下の効率や安全性に問題があるかもしれません。
EAT-10の結果を専門医に相談することをお勧めします。

文献EAT-10の妥当性と信頼性は検証されています。
Belafsky PC, Mouadeb DA, Rees CJ, Pryor JC, Postma GN, Allen J, Leonard RJ. Validity and Reliability of the Eating Assessment Tool (EAT-10). Annals of Otology Rhinology & Laryngology 2008;117(12):919-924.

www.nestlenutrition-institute.org

図 3-3 EAT-10

表 3-5	摂食嚥下アセスメント〜摂食場面の違いによる評価〜		
	食　前	**食事中**	**食　後**
全身状態	覚醒状態（JCS1桁），栄養状態 体温・呼吸・脈拍・血圧等，食事中は特にSpO$_2$の変化		
高次脳機能	言語・記憶・認知		
気道のクリアランス	声の性質（湿性嗄声），呼吸音，咳嗽・むせ，鼻汁（含：鼻逆流）の有無		
口腔内の状態	残渣量やその位置 食前ではさらに衛生状態，歯牙・義歯の状態，舌苔や口腔乾燥の有無		
体幹・姿勢	普段どんな姿勢をとっているか，頸部の過緊張がないか 誤嚥しない姿勢の調整，安定した姿勢の継続性		
体力（疲労度）	疲労度，持久力 さらに食事中は食事時間の延長		
	嚥下器官の評価 （形態・運動性・知覚）流涎の有無 喉頭挙上・嚥下反射 唾液の誤嚥の有無 随意的な咳の有無　等	摂食嚥下機能の評価 （捕食，咀嚼・攪拌，食塊形成，嚥下） 食事のペース 一口量	
	食べる意欲	食べ方，食事介助方法 食具 食事内容（嗜好）	食後の満足度

江頭文江：最後まで口から食べることを支援するために．訪問看護と介護,9（12）：904，2004．

1　全身状態の把握

　全身状態の把握とは，覚醒しているかどうか，栄養状態はどうか，体温・呼吸・脈拍・血圧等のバイタルサインは安定しているか，食べる前の起立性低血圧により覚醒不良になったり，嚥下反射後の呼吸の切迫感などです。食事中は必要に応じてSpO$_2$（血中酸素飽和度）の変化も観察します。

2　高次脳機能

　食べる行為の理解，食べるペースや一口量の調整，指示の理解ができているか，集中力はあるかなどです。食べるペースが早くなったり，詰め込んで食べたりして一口の量が多くなることがあります。集中力が低下すると，食べる手が止まってしまったり，食べ遊びをしたりする行為にもつながります。

3　気道のクリアランス

気道内の痰や異物（細菌・ウイルス・ほこり・花粉など）を排出する能力のことを言います。自力で痰の喀出ができなかったり，咳嗽反射が弱い人は，気道内をきれいに保つことができないため，呼吸状態が悪くなったり，なかなか改善がみられなかったりします。食べているときに，咽頭に唾液の貯留や食物残渣があっても残留している感覚が乏しかったり，取り除こうとする咳嗽力が弱くなっていることがあります。

食事中にむせたとしても，実は食前からゴロゴロしていることもあります。むせるとその原因を食べ物にすることも多いですが，食前の気道クリアランスとその経過による変化を押さえることは大切です。

4　口腔内の状態

食物残渣の量やその口腔内の位置です。口腔衛生状態，歯牙の欠損の有無，義歯の使用や義歯の合う合わない，舌苔や口腔乾燥の有無も確認します。食前の口腔乾燥は食べにくく，食欲を低下させます。食物残渣の量や位置も食前，食中，食後と経時的に観察していきます。口腔ケアの回数や方法なども情報収集しておきます。

5　体幹・姿勢

食べる姿勢は，いすやテーブル，車いす，リクライニング車いす，ベッド上などがあります。普段どのような姿勢で食べているのか，その姿勢は適切か，また姿勢調整のポイントはおさえられているか，頸部や緊張はないかなどを観察します。誤嚥しない姿勢の調整はとても重要であり，安定した姿勢が食べ始めから食べ終わるまで継続できているかということも評価します。

6　体力（疲労度）

低栄養状態であれば，食べるための体力も低下します。食べ始めてから食べ終わるまでの間に姿勢が崩れたり，咀嚼に時間がかかったり口にため込んだり，嚥下反射までに時間がかかるようになります。食べ始めて15〜20分くらいで疲れ始めることが多く，注意深く観察します。

KTバランスチャート

　口から食べる幸せを守る会（KTSM）の代表小山らにより，口から食べる幸せをサポートする包括的スキルとして「KTバランスチャート」が開発されました。「安全においしく口から食べる」ための因子を13項目に分類したもので（表3-6），それぞれの項目について5段階で評価し，点数をグラフ化して見やすくなっているツールです。在宅では，多職種で評価の共有も難しく，現状や成果を可視化することで，多職種や患者のモチベーションを維持することにも活用できます。

表3-6　KTバランスチャートの13項目

- ・心身の医学的視点（①食べる意欲，②全身状態，③呼吸状態，④口腔状態）
- ・摂食嚥下の機能的視点（⑤認知機能（食事中），⑥咀嚼・送り込み，⑦嚥下）
- ・姿勢・活動的視点（⑧姿勢・耐久性，⑨食事動作，⑩活動）
- ・摂食状況・食物形態・栄養的視点（⑪摂食状況レベル，⑫食物形態，⑬栄養）

小山珠美編：口から食べる幸せをサポートする包括的スキル　KTバランスチャートの活用と支援　第2版．医学書院，2017．より作成

　ここで，誤嚥性肺炎で入院し，退院してきたYさんを紹介します。KTバランスチャートで評価，チャート化してみましょう（表3-7，図3-4）。

●エピソード

> 　Yさん（63歳，男性）は要支援2で妻と二人暮らしです。食事は妻と同じ米飯とおかずを食べていました。あるとき，発熱し，呼吸困難を訴え，誤嚥性肺炎で入院となりました。肺炎治療後，1か月ぶりに自宅に退院，退院指導で経口からは全粥とミキサー食（コード2）を食べています。本人は「ミキサー食じゃ何を食べているかわからない，食欲出ないよ。前みたいに早くごはんが食べたい」と話します。「元気になったらまた食べられますよ…」となだめながら，妻はお粥を炊き，介護食品も利用しながら食事の準備をしています。入院前に比べ，体重は3kg減ったようです（退院後：身長160cm，体重48kg）。退院時には，姿勢や一口量，食べるペースなどの指導を受けました。

表 3-7 Y さんの初回アセスメント

項　目	点数	アセスメント
①食べる意欲	4	ミキサー食への不満もあり，8 割程度は自分で食べる。声かけにより全量摂取。
②全身状態	5	退院後，発熱はなく，良好。
③呼吸状態	4	時々痰がらみがあるが，違和感があると「えへん」と自己喀出ができている。
④口腔状態	2	もともと口腔ケアの習慣はなく，夜に義歯を出して洗うのみ。入院により義歯の不合あり。
⑤認知機能(食事中)	5	覚醒が悪くなることもなく，自分で食べることができる。
⑥咀嚼・送り込み	3	義歯の不合あり。舌の動きの低下はあり，一口ずつ注意して食べる。
⑦嚥下	4	ゆっくりの摂取だが，嚥下反射の遅延なくむせはない。時々咽頭残留がみられるが，複数回嚥下にてクリア。
⑧姿勢・耐久性	5	ひじ置きのついたいすで安定して座る。食事中 30 分は時々肘をつく仕草はあるが，座っていられる。
⑨食事動作	5	通常の食具を用いて，自分で食べることができる
⑩活動	4	退院直後でもあり，トイレ移動がやっという状態。食事は最初はベッド端坐位だったが，最近は食卓へ移動している
⑪摂食状況レベル	4	経口摂取のみで，摂取。
⑫食物形態	3	全粥，ミキサー食(コード 2) の食形態
⑬栄養	1	0 点：体重減少 5.9％，1 点 BMI 18.8 kg/m^2

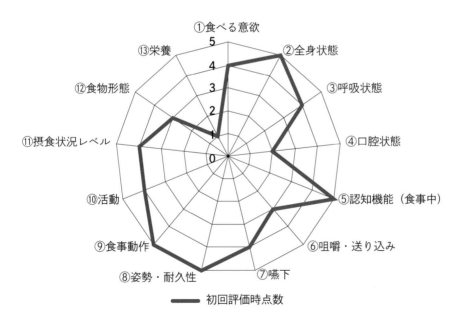

―― 初回評価時点数

図 3-4 KT バランスチャート(Y さんの初回アセスメント)

小山珠美編：口から食べる幸せをサポートする包括的スキル　KT バランスチャートの活用と支援　第 2 版. 医学書院, 2017. より作成

（参考文献）
小山珠美他：KT
バランスチャート
エッセンスノー
ト，医学書院，
2018.

　Yさんは，もともと口腔ケアの習慣はなく，退院後も口腔ケアは夜のみとなっていました。また入院により体重減少があり，栄養改善の優先度は高いと考えられます。さらに，もともと常食を食べられていましたが，誤嚥性肺炎により1か月後にはミキサー食となってしまっています。退院時に適切に評価されず，いつまでもミキサー食を食べていると，廃用性の摂食嚥下機能低下につながり，本当に食べられなくなってしまいます。

　本人は発熱もなく，普通の食事が食べたいというニーズがあるため，食べる意欲を損なわないためにも，今後食形態の改善に向け，毎食後の口腔ケア，歯科医による義歯調整，間食を利用したONS（経口的栄養補助）の介入とともに体力を回復させ，歯ぐきでも咀嚼ができるような根菜類やミートボールなどの食品を訪問時に評価しつつ，舌などの口腔周囲筋群のストレッチを行い，食べ方に注意しながら，必要に応じて再評価をしていきます。

摂食嚥下の支援

「口から食べる支援」は食べる機能の評価をしながら，口腔ケア，呼吸リハビリテーション，栄養管理や食形態，姿勢調整，食具や一口量・ペーシング等の食べ方や食べさせ方のアプローチを包括的な視点で行うことが重要です(図 3-5)。

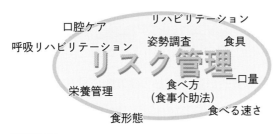

口腔ケア　　　　　リハビリテーション

呼吸リハビリテーション　　姿勢調査　　食具

リスク管理

一口量

栄養管理　　　食べ方
　　　　　（食事介助法）

食形態　　　　　　　食べる速さ

図 3-5　「口から食べる」包括的アプローチ

1　口腔ケア

　口腔ケアの目的は，口の中を清潔にするだけでなく，歯や口の疾患を予防し，口腔機能を維持することにあります。また，口腔ケアは QOL の向上のみならず誤嚥性肺炎などの全身疾患の予防，全身の健康状態の維持・向上にもつながります。しかし要介護高齢者は，自分で口腔ケアをすることが難しくなり，口腔内細菌数も増えることで，唾液による自浄作用は低下し，口腔内の清潔を保つことは難しくなります。自分の歯だけでなく，義歯を使用している場合もあります。本人が義歯の自己管理ができていると思っていたら，全く口腔ケアはできていなかったなどということもあります。本人だけでなく介護者にも口腔内の観察や義歯の洗浄方法，口腔ケアの仕方を伝えていきましょう。

　口腔ケアは，基本的には「食べたら磨く」という食後のケアをイメージしているかもしれません。しかし，口腔機能の低下している口は口腔乾燥や食物の残渣などがあり，食べる前にも口腔ケアをして，口腔環境を整える必要があります。

● エピソード

　Oさん（95歳，男性）は，身のまわりのことは自分で済まし，時々散歩に出たりする生活を送っていましたが，ある時がんの病変がみつかり，入院をすることになりました。入院の3週間で体重は5kgやせてしまい，使用していた義歯は合わなくなりました。退院後，訪問歯科にて義歯を調整してもらい，食べられるようになりましたが，その数日後発熱が続くようになりました。Oさんはベッド上で過ごすことが多くなっておりほぼ全介助の状況でしたが，介護者は，義歯の洗浄はOさん本人がやってきたからよくわからないと全く触っていないとのことでした。

　そこで，介護者に義歯の取り出し方，洗浄の仕方などについて伝えました。毎食後義歯を取り出し定期的に洗浄することで，発熱はしなくなりました。

　口腔ケアには，①器質的口腔ケアと②機能的口腔ケアの二つの意義があります（表3-8）。

　①器質的口腔ケア

　口腔諸器官（歯牙，歯肉，顎堤，舌，粘膜，義歯など）の清潔の維持を目的に行う。

　②機能的口腔ケア

　飲食や会話，呼吸するときに使う口腔諸器官に対する口腔機能の維持・回復を目的に行う。

表 3-8　口腔ケアの目的と内容

器質的口腔ケア	機械的清掃＋化学的清掃 うがい，歯磨き，舌苔の清掃，義歯清掃 ＊必要に応じて歯科疾患治療，義歯調整 ＊（目的）口腔諸器官（歯牙，歯肉，顎堤，舌，粘膜，義歯等）の清潔の維持
機能的口腔ケア	機械的清掃＋化学的清掃 リラクゼーション，口腔周囲筋群の運動訓練，呼吸訓練，寒冷刺激法，構音・発声訓練 ＊必要に応じて歯科疾患治療，義歯調整 ＊（目的）飲食，会話，呼吸に使われる口腔諸器官に対する口腔機能の維持・回復

＊）機械的清掃：歯ブラシや舌ブラシなどで磨くこと
＊）化学的清掃：歯磨き剤，義歯洗浄剤に漬け込むこと

　誤嚥性肺炎の既往があるＡさん（76歳，男性）は，無歯顎で義歯を使用しています。肺炎で入院したときにはやせてしまい，義歯が合わなくなってしまいましたが，退院後義歯の調整を行い食べる量も安定して，体重も戻ってきました。食後の口腔ケアでは，義歯を出し，食物残渣の有無を確認します。食物残渣が多い場所は，うまく舌などの口腔諸器官が動いていないということになります。うがいでは頬をふくらませブクブクと頬を動かします。べーっと舌を出してもらい，舌ブラシで舌を洗浄します。頬をふくらませること・舌を出すことは，口腔清掃を行いながら，それぞれ筋肉のストレッチにつながります。

　口腔ケアは①器質的口腔ケアと②機能的口腔ケアの二つの意義を理解しながら実施することで，効率よい口腔ケアとなります。口腔機能が低下していればいるほど，食後は時間をおかずスムーズに口腔ケアを実施していきます。

　また，口腔ケアの介助が必要な場合もありますが，すべて介助が必要なのか，その手順のどこかでできることがあるならばやってもらいつつ，できない部分はしっかりとケアしていきましょう。

1　口腔ケアの手順と観察視点

　口腔ケアは，①観察，②義歯の取り出し，③うがい，④歯ブラシケア，⑤粘膜ケア，⑥舌ケア，⑦うがいの流れで行います（表3-9）。

①観察

　口腔ケアを始める前に，覚醒しているか，認知機能はどうか，確認します。誤嚥しないような姿勢の調整も大切です。次に開口してもらい，義歯の有無や残歯の確認をします。口腔内残渣の有無，ある場合はその場所や量を確認します。義歯はないと本人がいっても実際に義歯があった場合もあります。過敏がある場合は，過敏の場所を先にさわらないようにします。口腔ケア＝嫌なものとなると介助を拒否したりすることがあるため，口腔ケアの介助が必要であっても，いきなり口の中にブラシを入れるのではなく，ここで観察をしながらコミュニケーションをとります。

②義歯の取り出し

　開口し，義歯を取り出します。着脱時には，義歯の合う合わないを意識します。義歯が合っていない場合は，うまく噛めていない可能性があります。また，義歯に付着する食物残渣の量や場所を確認します。食物残渣が多ければ，その食べ物がうまく噛めない等口腔機能に問題がある場合もあります。取り出した義歯

に残渣がなくても，表面がヌルヌルしている場合には，バイオフィルムが付着している可能性があります。

③うがい

　口腔ケアを行うとき，うがいができるかどうかは非常に重要です。うがいができなければ口腔内のふき取りや吸引でしか汚水の除去ができないからです。

　うがいは，口を開ける→水を含む→口を閉じて水を保持する→口を閉じたままブクブクと頬を動かす→口を開けて吐き出す，という流れです。口腔内で水を保持できないと水が喉頭に入り，誤嚥のリスクが高くなるため，うがいはできない，ということになってしまいます。むせないように，食事環境の調整と同様に，口腔ケア時の姿勢や頭の向きにも注意します。姿勢は，しっかりと座位または側臥位とし，頭は下を向いて，汚水が喉にいかないような姿勢をとります。また，コップの水が少ないと顎が上がりむせやすいためコップには水をなみなみといれて準備します。

> ● エピソード
>
> 　Kさん（86歳，男性）は，脳梗塞の再発があり，重度嚥下障害となりました。胃ろうになり，経口摂取はお楽しみレベルで，1日1回ゼリーを食べています。コミュニケーションはとれますが，構音障害もあり，発語はかなり聞き取りにくい状況です。自分の歯のみで，入院中の口腔ケアは歯磨きと吸引のみで，うがいはしていませんでした。
>
> 　退院時の指導では，「口腔ケアは歯磨きと吸引だが，うがいをしたいならばとろみ水でお願いします」といわれました。

　「とろみ水でのうがい」，実はときどきみかける指導です。しかし，実際にとろみ水でうがいをしても，さっぱりとした爽快感は得られず，さらに口の中にとろみ水が残ってしまいます。もちろん，うがい水での誤嚥には注意する必要があるため，その場合は姿勢や口に含む量や入れ方に最も注意が必要です。どうしてもうがいが難しい場合は，吸引をしながらのケアやふき取りをします。

④歯ブラシケア

　歯ブラシはペンを持つように持ちます。歯や歯と歯茎の間のところなどやさしくブラッシングします。歯にあてる圧力は150g程度といわれています。介助する場合は，口腔内がよくみえるように，片手の人差し指を頬の内側に入れて，口の中を開きます。食物残渣の有無や位置を確認し，残渣が多い場合はまずかき出してからしっかりとブラッシングします。歯肉の粘膜が弱いと出血しやすいため注意します。

⑤粘膜ケア

　粘膜ケアでは頬筋，口輪筋などをスポンジブラシやくるリーナブラシ，口腔ケ

ア用のウェットティッシュを使ってやさしくさすります。食物残渣の有無に加え，麻痺や拘縮もあるため，筋肉の硬さや量などを触診します。左右差がないかも確認します。麻痺や拘縮，筋力低下がある場所は，食べ物がたまりやすいものです。

⑥舌ケア

　舌ケアでは，舌をべーっと出してもらい，舌の形や汚れを観察します。麻痺があると舌先は麻痺側に寄ります。舌苔はうまく舌が動かない場所につきやすく，舌先，中央，奥などその場所や量，色を観察します。舌は筋肉ですからその動きや緊張，力の入りぐあいもみておきます。舌の動きが悪いと，咀嚼・食塊形成，食塊移送に大きな影響があります。

表 3-9　口腔ケアの手順と観察視点

口腔ケアから食べる機能をみる	①観察 （声かけからケアに入るまで）	・覚醒，認知機能，口腔内残渣，過敏の有無 ・義歯の有無，残歯の確認
	②義歯の着脱	・着脱時の不合 ・義歯の食物残渣の付着の程度 ・バイオフィルムの付着程度
	③うがい	・介助の程度 ・口唇閉鎖機能 ・頬筋機能 ・水の保持機能 ・ブクブクと動かすときの運動機能 ・むせの有無
	④歯ブラシケア	・介助の程度 ・食物残渣の有無，位置 ・出血の有無（粘膜の強弱）
	⑤粘膜ケア	・腫れの有無 ・硬さ（麻痺の程度，筋力低下の程度） ・上記の左右差の有無 ・頬筋，口輪筋，口蓋など
	⑥舌ケア	・舌の色 ・緊張具合（力の入り具合） ・動き ・舌苔の有無 ・舌苔の程度，付着場所，色，取れやすさ
	⑦うがい	・介助の程度 ・口唇閉鎖機能 ・頬筋機能 ・水の保持機能 ・ブクブクと動かすときの運動機能 ・むせの有無

2　楽しくアレンジ　食べる前の準備体操

　一般的に，運動する前にはけがをしないようにアキレス腱を伸ばしたり，膝を

屈伸したりします。食べる機能が低下したときも食べる前に準備体操をして安全においしく食べられるように整えます（図3-6，図3-7）。食べる前の準備体操には，深呼吸や口腔周囲・肩・頸部などの筋肉をほぐすような体操があります。毎食の食前に行うとよいでしょう。

① ゆったりと腰をかけて深呼吸

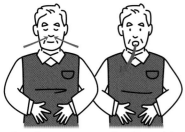

鼻から吸っておなかを膨らませる。

ゆっくり口から吐きおなかをへこませる。

② 深呼吸しながら，首の運動

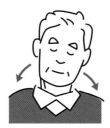

①右にまわす　②左にまわす　③前に曲げる
④後に曲げる　⑤左に曲げる　⑥右に曲げる

③ 肩の運動

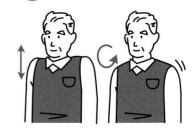

肩をすぼめるようにして，すっと力を抜く。

肩を中心に両手をまわす。

④ 両手を挙げて背筋を伸ばす

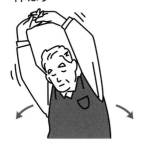

軽く左右に傾ける。

⑤ ほっぺの運動

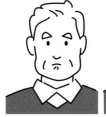

口を閉じて，ほっぺを膨らませる。

口をとがらせてほっぺをへこませる。

⑥ 舌の出し入れ

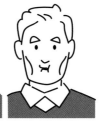

舌を出したり，引っ込めたりする。

⑦ 舌を左右に動かす

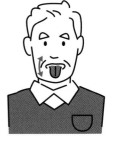

舌で左右口角をさわる。

⑧ 声を出す

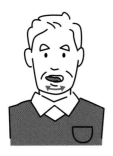

ぱぱぱ

らららら

かかか

『ぱ，ぱ，ぱ』『ら，ら，ら』『か，か，か』と発音する。

⑨ ①の深呼吸をして，"ゴックン"と飲み込むまねをする

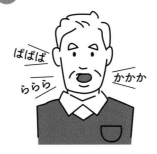

ゴックン

さあ，喉の動きを確かめたら，食べましょう。

図 3-6　食べる前の準備体操

唾液腺のマッサージは，両手で頬を覆うようにし，耳下腺，顎下腺，舌下腺にある3大唾液腺を刺激します。口腔内が乾燥している場合は，唾液腺の刺激により，口腔内が潤い，食べる準備が整ってきます。自分でもできる行為であれば，自分でやってもらいましょう。ただし，麻痺などで流涎が多い場合には，過度な刺激は行わず，口腔内の唾液をしっかりとふき取ったうえで軽く行います。

耳下腺マッサージ	顎下腺マッサージ	舌下腺マッサージ
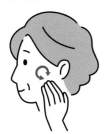	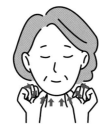	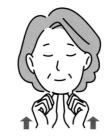
指数本を耳の前（上の奥歯あたり）に当て，指全体で10回ほどくるくるやさしくマッサージ。	耳の下から顎の下まで，3〜4か所を，順に押していく。目安は，各ポイントをゆっくり5回くらいずつ。	両手の親指をそろえて当て，10回ほど上方向にゆっくり押し上げる。喉を押さないように気をつけて。

図 3-7　唾液腺のマッサージ

3　摂食嚥下リハビリテーションの種類

　摂食嚥下リハビリテーションには，間接訓練と直接訓練の2つがあります。

　間接訓練は，食べ物を用いないで行う訓練であり，嚥下障害が重度で食べ物を用いると誤嚥のリスクが高い場合に行います。頸部や肩部のリラクゼーションやストレッチ，喉のアイスマッサージなどの寒冷刺激法，誤嚥予防のための声門閉鎖訓練やレジスタンストレーニングとしての頭部挙上訓練や嚥下おでこ体操等があります（表3-10）。

　一方，直接訓練は食べ物を用いて，姿勢や食べ方の調整等を行う訓練です。リクライニング位などの体位後傾，30度姿勢のときの頸部屈曲，麻痺などの左右差があるときの一側嚥下，咽頭残留除去を目的とした複数回嚥下や交互嚥下等です。代償的な摂食方法を評価，探りながら行います（表3-11）。

　経口摂取開始時は，誤嚥のリスクも高く，バイタルサインなどの基本的観察事項に注意しながら進めていく必要があります。経口摂取を安全に行うためには，意識レベルや認知機能，バイタルサイン，急性症状，酸素化・クリアランス，薬剤の影響，食欲の有無等について評価していきます（表3-12）。

表 3-10　摂食嚥下リハビリテーションの間接訓練

頸部・肩部のリラクゼーション	頸部の上下運動，回旋，肩の上げ下げ 可動域にあわせて，介助，ストレッチ，マッサージ
口腔周囲筋群のストレッチ	口唇，舌，頬などのストレッチ
寒冷刺激法	凍った綿棒や氷水に浸したスプーンなどで，軟口蓋，奥舌，咽頭後壁を触り，刺激する
裏声発声訓練	裏声を出す。咽頭周囲筋の筋力アップを目的
メンデルソーン手技	空嚥下の反射時に，喉頭挙上した上位で数秒間止める
声門閉鎖訓練	壁などに手をあて，「えいっ」と喉を意識しながら声を出す
ブローイング	水の入ったコップにストローをさし，ブクブクと吹く
頭部挙上訓練	仰臥位で両肩をつけたまま，頭だけを上げてつま先をみる。論文では1分，休憩1分を3回等
嚥下おでこ体操	額に手をあてて押しながら，おへそをのぞき込むように下を向く
開口訓練	「あー」と大きな口を開けて数秒止める

表 3-11　摂食嚥下リハビリテーションの直接訓練

体位後傾	姿勢は，頭部を上げてリクライニング位にする。傾斜角度は，30，45，60度と個々にあわせて調整する
患部下傾	麻痺など左右差がある場合に，患側が下になるように健部の肩を高くし，姿勢調整する
頸部屈曲	仰臥位で30度など低い姿勢をとるときには，頸部が後屈してしまうため，まくらなどで二重にして屈曲姿勢に調整する
頸部回旋（一側嚥下）	麻痺など左右差がある場合に，患側を向いて嚥下する
頸部回旋（横向き嚥下）	麻痺など左右差があり，咽頭残留した場合に，残留側と反対の方を向いて嚥下する。残留側がわからない場合は正中ではなく左右それぞれを向いて嚥下する
複数回嚥下	一口に対し，複数回嚥下する
交互嚥下	飲み込みやすいものとそうでないもの（咽頭残留しやすいもの）を交互に食べる
声門閉鎖嚥下	嚥下反射前に吸気を行い，嚥下反射後に呼気を行う。咽頭残留がある場合は咳ばらいを行う

　嚥下スクリーニングをしながら，経口摂取が始まると，1日1食ゼリー状やとろみ状の食品から徐々に進めていきます。食形態や食事の量，姿勢など食事の条件を変えるのは，1日の中でも昼とします。これは，食後に何か問題があったとしても，早朝や夜中でなく日中であれば対応できることが多いからです。経口摂取開始時の慎重に進めていく段階であるからこそ押さえておかねばならないポイントです。

　また，段階的に直接訓練をすすめるときには，「食事時間が30分以内で7割

以上の摂取が可能であり，それが3食続いたとき」などの基準があります。経口摂取時のバイタルサインの変化，むせや痰の量や質，本人の訴えなども考慮し，進めていきます。

表 3-12　経口摂取を安全に行うための判断項目

意識レベルや認知機能	急激な意識レベルの低下はなく，それなりに安定している 口腔ケア中や直後に意識レベルが一時上がり，JCS II－10以上になる
バイタルサイン	誤嚥性肺炎による発熱(37.5度以上)が持続していない 循環動態が安定しており，血圧/脈拍が医師の指示範囲内である 呼吸が規則的で安定している(努力呼吸や異常な呼吸ではない)
急性症状	炎症所見が改善傾向(CRP,WBCのピークは過ぎている) 病状の急激な変化はなく，治療中であってもそれなりに安定している
酸素化・クリアランス	酸素飽和度が95％以上は保たれている 吸引併用であっても気道内クリアランスが保たれている(自己咳嗽ができる) 胸郭が広がるポジショニングが行えている(安楽な呼吸と咳嗽力アップ)
薬剤の影響	向精神薬等の副作用による影響が少なく，許容範囲 過鎮静になっていない
食欲の有無	食べたいという意思，食べさせたいという想いが表れている

芳村直美：フィジカルアセスメント．摂食嚥下リハビリテーション栄養専門管理栄養士のための摂食嚥下障害者の栄養アセスメント実践マニュアル(江頭文江他編著)．p.19, 医歯薬出版，2021．を一部改変

4 姿勢

　誤嚥を予防するために，食べる姿勢の調整はとても重要です。その基本は，腰をしっかりと引き，足底を床につけることです。座る姿勢が安定していないと，かがんで食べたり，そり返って食べたり，食器のほうに口をもっていき，すすって食べるようになったりします。いすと身体の大きさが合わない場合は，背中や横にクッションやタオルを入れて調整します。また，テーブルといすの高さの調整も必要です。

　ベッドアップする場合は，頭をベッドの頭にしっかり上げてから，足を上げ，お尻の下の太ももにクッションを入れてずり落ちるのを防ぎます。ベッドアップでは，頭を一番高くまで上げることがありますが，いすや車いすで食べられない状況の場合は，体幹も不安定で自分で自分の身体を支えられていないことも多いため，むしろベッドは高く上げないほうが良いことが多いのです。その人の身体機能と嚥下機能にあわせて30, 45, 60度と調整します。

　さらに，姿勢調整と同時に押さえておきたいのは，顎の位置です。顎が上がっている状態では飲み込みにくくむせやすいため，1～1.5m先のほうに視線を作ってあげるとよいでしょう(図 3-8)。

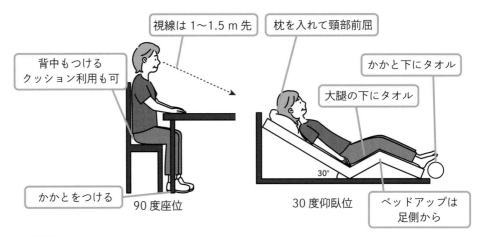

視線は 1〜1.5 m 先

枕を入れて頸部前屈

背中もつける
クッション利用も可

かかと下にタオル

大腿の下にタオル

かかとをつける

90 度座位

30°

30 度仰臥位

ベッドアップは
足側から

図 3-8 誤嚥を予防するための姿勢のポイント

5　食具

1　食具，自助具

　食べるときに使う食具には，はし，スプーン，フォーク，食器，コップなどがあります。うまく食具を使えないと，自分で食べることができず，食べこぼしてしまったりして，まわりが気になってしまいます。自分で食べることができないと食事介助をしてもらわなくてはならなくなります。いま，食具には「自助具」といって，食べる動作をサポートしてくれるものがあります。自助具は，食べる動作のどの部分が難しいのか，できることは何かを適切に評価し，選択します。

　はしやスプーンは，握力がなくても持ちやすい太さの枝のもの，軽いもの，持ち手がすべりにくくなっているもの，指や手に引っ掛けて持ちやすくなっているもの，ピンセットのような形になっているはし，手首の動きの制限があるときに使える先がまがったスプーン，シリコン製で軽いもの，麺類もすくいやすいフォークなどがあります（図 3-9）。

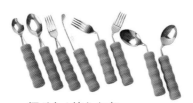

柄が太く持ちやすい
麻痺に合わせて柄が曲がる

図 3-9　フォーク，スプーン

食器は，縁が幅広いもの，すべり止めがついているもの，すくいやすいもの，一つのお皿に仕切りがついているものなどがあります（図3-10）。すくいやすさがポイントになりますが，皿の数が多いとなかなか手が出にくい，一つの皿から順番に食べる，自らおかずを一つの皿にまとめてしまうというようなときには，仕切りつきの皿で一皿にすることで食べられる場合もあります。

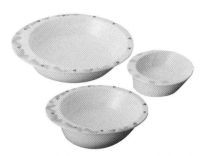

滑り止めが付き，片方が深く，すくいやすくなっている

図 3-10　皿

　コップは，握力がなくても持ちやすい太さの柄のもの・軽いものと同時に，手でコップを傾けなくても，頭や首を後ろにすらさなくても飲めるように鼻にあたる部分がカットされていたり（図3-11），二重構造（内部が空洞）になっていたり，内側が斜めに細くなりコップの底が小さくなっているものなどがあります。コップの飲み物を最後まで飲み干そうとすると，顎があがってしまい，むせる原因となるため，このような工夫は頭や首をそらさずにコップを傾けて安全に飲むことができます。

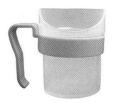

鼻にあたる部分がカットされている

図 3-11　コップ

6　食事介助

　食事の介助は，簡単そうで，実はとても難しいケアの一つです。食べる側と食べさせる側とが呼吸を合わせ行うことで，おいしく食べることができます。私た

ちは自分で何気なく食べ物を口に運んでいますが，実は開口とスプーンを入れる
タイミング，スプーンが口に入る角度，スプーンの引き方など細かく連動された
動きです。

　食事介助をするときには，なぜ食事介助になっているのかその原因をしっかり
と把握する必要があります。食具を持てない，口に運べないなどの食事動作が原
因の場合もありますが，認知機能の低下，咀嚼や嚥下機能の低下などもありま
す。誤嚥のリスクが高い場合もあるため，食事介助のスキルは非常に重要です。

　食事介助を始める前の観察のポイントは，

- 覚醒しているか
- バイタルサインは安定しているか
- 食べやすい姿勢になっているか
- 身体にあわせた食具は用意できているか
- 介助側のポジショニングは適当か

などに注意し，食事介助を始めます。視線の高さが合わない，利き手と異なる場
所で食べさせにくいなど，安全に食べさせるためには介助側のポジショニングも
大切です。

　食事介助を始めると，繰り返し観察・アセスメントしながら介助していきます
（Chapter3 1-3 摂食嚥下 5 期，同 2-2 摂食嚥下アセスメント参照）。

摂食嚥下 5 期
　食べ物を目で追うか，認識できているか
　開口するか，開口量は適切か，捕食できるか
　咀嚼の動き，口唇・頬・顎・舌の動きの観察と食塊形成
　舌を使って食塊移送はできているか
　口のため込みはないか
　喉頭挙上（嚥下反射）は起こるか，タイミングや挙上量
　嚥下反射後の声や呼吸の変化はないか
食べている経過の中での変化
　覚醒状態の変化はないか
　バイタルサインの変化はないか
　姿勢の崩れはないか
　嚥下反射の遅延はないか
　咽頭残留による声の変化，がらみがないか

---

7 栄養

摂食嚥下障害は，低栄養状態を引き起こしやすくなります。さらに低栄養状態は全身の骨格筋量，筋力低下，嚥下関連筋の萎縮からサルコペニアの嚥下障害を生じるともいわれています。

在宅で栄養評価に用いられやすいのは，BMI や体重減少率であり，特に毎月の定期的な体重測定の環境を作り，モニタリングしていくことは大切です。自宅での体重測定が難しい場合は，デイサービスや訪問入浴時，訪問看護や訪問リハビリテーションと連携することで，体重測定を実施することができます。採血検査はその頻度が異なりますが，結果により疾患の状態と栄養状態や脱水状態を把握することができます。

低栄養状態のリスク判断には，BMI，体重減少率，血清アルブミン値，食事摂取量，栄養補給法，褥瘡の項目について，それぞれカットオフ値を設定しています（表 3-13）。BMI は体格指数とされ，BMI ＝体重(kg) ÷(身長(m)×身長(m))で，算出します。

BMI は 18.5 未満が「やせ」とされ，低栄養のリスクがあるとされます。例えば BMI は 18.3 は，身長が 157 cm で体重 45 kg の場合（BMI ＝ 45 ÷（1.57 × 1.57） ＝ 18.3），身長が 170 cm 体重 53 kg（BMI ＝ 53 ÷（1.7 × 1.7） ＝ 18.3）が当てはまります。

体重減少率は，表 3-14 のように計算し，3％以上の減少があった場合には図のように低栄養状態と判断します。

血液検査では，総たんぱくや血清アルブミン，ヘモグロビンや総コレステロール，総リンパ球数などをみますが，脱水や疾患の影響で高値や低値になっている場合もあり，その他の検査データも総合的にみて評価する必要があります。

栄養補給法は，経口摂取以外に，胃ろうなどの経腸栄養や TPN 等の静脈栄養の経管栄養法が選択されていれば中リスク以上，褥瘡がある場合には高リスクと判断されます。

表 3-13　低栄養状態のリスクの判断

リスク分類	低リスク	中リスク	高リスク
BMI	18.5〜29.9	18.5 未満	
体重減少率	変化なし 減少 3％未満	1 か月に 3〜5％未満 3 か月に 3〜7.5％未満 6 か月に 3〜10％未満	1 か月に 5％以上 3 か月に 7.5％以上 6 か月に 10％以上
血清 アルブミン値	3.6 g/dL 以上	3.0〜3.5 g/dL	3.0 g/dL 未満
食事摂取量	76〜100％	75％以下	〃
栄養補給法		経腸栄養法 静脈栄養法	〃
褥瘡			褥瘡あり

厚生労働省「栄養スクリーニング・アセスメント・モニタリング（様式例）」をもとに作成

表 3-14　体重減少率の計算式

$$^{*)}\text{体重減少率（\%）} = \frac{\left[通常体重（もしくは前体重）- 現在の体重\right]}{通常体重} \times 100$$

例：通常体重が 45 kg の人が 3 か月で 3 kg 減った場合
　　(45 − 42) ÷ 45 × 100 = 6.7％

8　経管栄養

1　栄養投与法

　経管栄養は，何らかの理由で経口摂取が困難になる場合に選択される栄養投与法です。栄養アセスメントをし，消化管機能の有無により，経腸栄養と静脈栄養に分けられます。消化管機能が低下している場合には，静脈栄養が選択され，長期になる場合には，中心静脈栄養管理が選択されます（図 3-12）。経腸栄養は，消化管の運動や消化液の分泌など，消化管機能を促進する効果が期待できるため，腸管免疫を刺激することによる，全身免疫状態の改善にもつながるというメリットがあります。消化管機能に問題がなく，摂食嚥下障害がある場合は，経鼻経管栄養が選択されますが，それが長期にわたる場合は胃ろうなどが選択されることが多くなっています。経管栄養により栄養状態を改善できると，褥瘡や肺炎予防にもつながります。

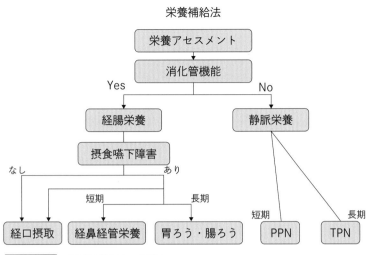

図 3-12 栄養補給法の選択

（図中テキスト）
栄養補給法
栄養アセスメント
消化管機能
Yes　　　　　　　　No
経腸栄養　　　　　　静脈栄養
摂食嚥下障害
なし　　　　　　あり
短期　　　　　長期
経口摂取　経鼻経管栄養　胃ろう・腸ろう　　PPN　TPN
短期　　　　長期

2　経管栄養管理

　在宅療養生活では，経鼻経管栄養や胃ろうからの注入は主に介護者が行います（表 3-15）。栄養剤の形状（アセトバック，半固形，投与容器へ移し替え）により作業が異なります。以前は栄養剤を温めて注入していましたが，温めることで細菌繁殖につながりやすい，温めても注入中にさめてしまうなどから最近は常温で注入します。注入前には，身体の変化がないかを確認しながら，投与します。低ナトリウム血症では食塩を，血糖や排便コントロールを目的にファイバーを投与したり，薬も温湯などで溶いて投与したりします。

表 3-15　経腸栄養の管理上の注意点

適切な投与方法やスケジュール（量や時間，速度）をしているか
投与時の姿勢は適切か
投与前には清潔を保てているか
胃内のガス（空気）抜きをしているか
胃ろうのチューブは動くか（ろう孔内で回してみる）
トラブルのとき（チューブ抜去やろう孔トラブル）には誰に連絡すればよいか把握しているか

　経腸栄養剤には，成分栄養剤，消化態栄養剤，半消化態栄養剤，濃厚流動食の4種類があります。医薬品タイプのものは数種類と限られていますが，食品タイプはかなりの製品が販売されています。食品タイプのほうが栄養素の種類が多く，糖質調整やたんぱく質調整などの病態別経腸栄養剤もあります。

　静脈栄養では，輸液の交換やポンプの管理，カテーテルの管理にも，介護者がかかわります。カテーテル挿入部のトラブル（発赤，腫脹，皮膚の異常），全身状

Section 3　摂食嚥下の支援　│　95

態の観察（発熱や傾眠，嘔吐，尿量の変化）に注意してもらい，何かあれば訪問看護師に連絡を入れてもらうようにしましょう。

　末梢からの静脈栄養管理では，エネルギーもその他の栄養素も投与量が限られており，主に糖質の電解質中心の輸液がほとんどです。それだけでは十分な栄養投与ができるとはいえず，その他の栄養補給が必要になります。一方で，中心静脈栄養では，高エネルギーの確保ができますが脂肪乳剤の投与を行わないと，必須脂肪酸欠乏に陥るおそれもあります。

③ 人工栄養投与に関する倫理観

　経口摂取が難しくなると，身体機能の維持・回復することを目的に，人工栄養投与を行うことがあります。たとえば，脱水症により，一時的に点滴を行うことで，身体機能は回復していきます。一方で，摂食嚥下機能の低下は誤嚥性肺炎のリスクも高くなり，栄養状態の維持には継続的な問題であり，経鼻経管栄養や胃ろう，中心静脈栄養などの栄養投与法が選択されることがあります。胃ろうを選択したから，栄養状態が改善し，寝たきりの状態からある程度自立した生活に改善したケースや身体機能の回復とともに再び口から食べられるようになったケースもあります。口から食べられるようになり，胃ろうを抜去したケースもあります。

　ここで，経管栄養管理については，食べられなくなるのは寿命だから経管栄養は選択しないなどさまざまな考え方があります。これはどの考え方も誤りではなく，人生の最終段階をどのように過ごすかは，気管切開や人工呼吸器などの延命措置と同様，大切に考えてほしいと思います。

　人工栄養投与には，経腸栄養も，静脈栄養も含まれます。しかし，経鼻経管栄養や胃ろうはやらないが，点滴はしてほしいと末梢や中心静脈栄養を選択するというケースも増えています。点滴も同じ人工栄養であるということや針を刺すことで感染リスクもあること，胃ろうの是非だけでなく，胃ろうによりどのように生活が変わるのか（注入手技，注入時間の介護者の時間の拘束，本人の負担など）などを伝えて，しっかりと考えた上で選択できるとよいかと考えます。

9　食形態（嚥下調整食）

　摂食嚥下障害は，加齢や疾患などの要因により，口から食べることの障害です。嚥下（えんげ）とは，食べ物や飲み物などを反射により，食道へと送り込むことであり，うまく飲み込めず，気管に入ってしまうことを「誤嚥」といいます。誤嚥しないように，環境調整するものの一つに，食形態（嚥下調整食）の工

夫があります。食材の選び方や調理の工夫についての詳細は Chapter4 でお示しするとし，ここでは，嚥下調整食の共通言語として，日本摂食嚥下リハビリテーション学会の嚥下調整食学会分類 2021 を紹介します。

1 嚥下調整食学会分類 2021

日本摂食嚥下リハビリテーション学会により 2013 年に発表され，2021 年に改訂されています。病院，施設，在宅での共用が目的で，食事ととろみについての段階を示しています。段階を形態のみで表し，量や栄養量の表記はありません。食事はコード 0j，コード 0t，コード 1j，コード 2-1，コード 2-2，コード 3，コード 4 の 5 段階 7 種類があり（表 3-16，図 3-13），とろみは薄い，中間，濃いとろみの 3 段階となっています（表 3-17）。

表 3-16 嚥下調整食学会分類 2021（食事）

コード	説明
• コード 0j	お茶や果汁をゼリーに固めたもの，スライス上にすくえるもの，丸飲みできるやわらかさ，たんぱく質含有量が少ないもの
• コード 0t	お茶や水などにとろみをつけたもの，たんぱく質含有量が少ないもの
• コード 1j	牛乳や濃厚流動食，野菜ジュースなど粘度のある飲料をゼリーに固めたもの，肉や魚・野菜などの食材に同量以上の加水をし，ミキサーにかけ，ゲル化剤で固めたもの，わずかな舌圧で飲み込めるやわらかさ
• コード 2	肉や魚・野菜などの料理につなぎや加水をし，ミキサーにかけたもの，均質なものは 2-1，不均質は 2-2
• コード 3	舌でつぶせるくらいの軟らかさ，口の中でばらけず，まとまりがよいもの
• コード 4	歯ぐきでつぶせるくらいの軟らかさ，口の中でばらけず，まとまりがよいもの

（嚥下調整食学会分類 2021 を筆者改変。『日摂食嚥下リハ会誌 25 (2)：135-149, 2021』または日本摂食嚥下リハ学会 HP ホームページ：https://www.jsdr.or.jp/wp-content/uploads/file/doc/classification2021-manual.pdf『嚥下調整食学会分類 2021』を必ずご参照ください）

下のQRコードからコード別のテクスチャー（物性）を動画でみることができます。患者指導にも活用できます。

(https://www.chuohoki.co.jp/movie/8723/)

視聴できる動画
・コード0j
　（ゼリー状）
・コード0t
　（とろみ状）
・コード1j
　（付着性がある
　ゼリー状）
・コード2
　（ペースト状）
・コード3
　（舌でつぶせる）
・コード4
　（歯ぐきでつぶ
　せる）
・薄いとろみ
・中間のとろみ
・濃いとろみ

(動画提供：
(株)フードケア)

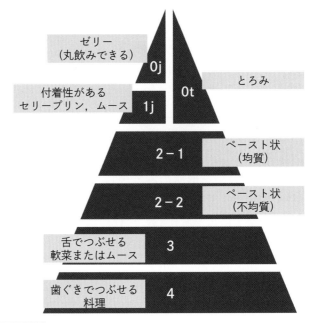

図 3-13 嚥下調整食学会分類のコードの関係性

（嚥下調整食学会分類2021を筆者改変。『日摂食嚥下リハ会誌25 (2)：135-149, 2021』または日本摂食嚥下リハ学会HPホームページ：https://www.jsdr.or.jp/wp-content/uploads/file/doc/classification2021-manual.pdf『嚥下調整食学会分類2021』を必ずご参照ください）

表 3-17 嚥下調整食学会分類2021（とろみの性状（みた目））

とろみの性状	みた目	
薄いとろみ	スプーンを傾けるとすっと流れ落ちる	
中間のとろみ	スプーンを傾けるとトロトロとすっと流れ落ちる	写真は薄いとろみ
濃いとろみ	スプーンを傾けても，形状が保たれ，なかなか落ちない	

（嚥下調整食学会分類2021を筆者改変。『日摂食嚥下リハ会誌25 (2)：135-149, 2021』または日本摂食嚥下リハ学会HPホームページ：https://www.jsdr.or.jp/wp-content/uploads/file/doc/classification2021-manual.pdf『嚥下調整食学会分類2021』を必ずご参照ください）

② 嚥下調整食学会分類2021の運用

　在宅でも胃ろうなどの経管栄養と併用しながら，経口移行していく場合があります。この場合は，コード0から徐々に数字が大きくなるように，食形態は調整していきます。0jは果汁ゼリー，1jはプリン，2はポタージュとなりますが，一般的な食品はどのコードにあたるのか，食べたい食品を聞き出しながら具体的

にコード番号を伝えてあげるとよいでしょう。

● エピソード

Ｔさん（84歳）は，脳梗塞の後遺症で重度の摂食嚥下障害があり，胃ろう造設をしました。一方，入院中の嚥下訓練で，1日1回ゼリー（コード0j）のお楽しみ摂取が可能となりました。退院後，姿勢や食べ方に注意をしながら，ゼリーを食べていましたが，だんだん飽きてきてしまい，そのうちプリンやヨーグルトを食べるようになりました。1日1回ゼリーは10分ほどで食べられていましたが，最近は15分くらいかかります。また，2週間後，ときどき夜に咳が出て目が覚めるようになりました。

このエピソードについて，少し考えてみます。気になるのは，重度の摂食嚥下障害があること，退院直後であること，0jのゼリー以外のものを食べて進めていること，食べる時間が長くなっていること，夜間の咳が出るようになっていることです。退院後，胃ろうからの栄養補給を行いながら，1日1回のゼリー（コード0j）摂取を進めていくという段階は，まだまだ誤嚥のリスクも高く，誤嚥性肺炎に注意しながら慎重に進める時期です。しかし，2週間後Ｔさんは食べる時間が長くなったり，夜間の咳など，気になる症状が出てきています。

その原因の一つは食べ物です。退院時，嚥下調整食学会分類ではコード0jにあたるゼリー摂取を推奨されていましたが，プリンはコード1j，ヨーグルトはコード2です。また，ゼリーとひとことでいっても，寒天ゼリーは離水しやすく，こんにゃくゼリーは嚥下調整食ではありません。プリンも同様に，グリコのプッチンプリンはコード1jですが，生クリームたっぷりのなめらかプリンはコード2，焼カスタードプリンは，コード3と同じプリンでも物性が異なります。機能的な改善がみられていなければ，食形態の負荷はむせや痰がらみにつながるため，注意が必要です。食形態を変えるには，安定した摂取，むせや咳がない，食後も発熱などの身体状況の変化がないなどの観察・評価により判断されます。

10　呼吸リハビリテーション

誤嚥性肺炎の予防には，食べる機能の維持・回復と同時に，誤嚥したときの誤嚥物の咳嗽・喀出力が重要です。摂食嚥下障害が軽度であっても，誤嚥物の咳嗽・喀出力が低下していれば，誤嚥性肺炎になってしまいます。食べる機能の評価とともに，呼吸・喀出機能の評価も重要です。

誤嚥性肺炎を繰り返している人は，むせが弱い，むせるタイミングが遅いなど

もあり，また嚥下反射後の呼気など呼吸と嚥下の協調運動に乏しい場合があります。吸引が必要な場合も，1日に何回も吸引してもなかなか取れない，さっき吸引したばかりなのにまたゴロゴロしてきた，などということは経験しているでしょう。単に吸引をすればよいということではなく，吸引前に呼吸介助などをするなどして，自己喀出能を少しでも高めた上で，効率よく吸引するようにしましょう。

　栄養状態を改善させ，同時に吹き戻しや発声などの呼吸リハビリテーションなどを行い，喉頭侵入や誤嚥したときにしっかりと喀出できるようにリスク管理を行います(表 3-18)。

表 3-18　誤嚥性肺炎予防のための呼吸リハビリテーション

頸部・肩部のストレッチ(肩の上げ下げ)
胸郭を広げる深呼吸(腕を横に開いて，胸を張る，鼻から吸って口から出す)
上肢運動(上にあげる，開く，身体を斜めに倒す)
吹き戻し(吹けない場合は，ティッシュ吹きなど) (図 3-14)
ブローイング，ハフィング，発声

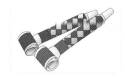

図 3-14　吹き戻し

11　リスク管理

　摂食嚥下機能が低下すると，食べるという行為は大きなリスクとなります。栄養や水分が不足することで，低栄養状態や脱水などの栄養問題，機能的な問題から窒息や誤嚥性肺炎，食べる楽しみの喪失から精神的な影響もあります。

　だからといって，食べる行為をこわがるのではなく，正しい知識とスキルをもって，口腔ケア，呼吸リハビリテーション，栄養管理や食形態，姿勢調整，食具や一口量・ペーシングの食べ方や食べさせ方などのアプローチを包括的な視点で行うということが大切です。誤嚥はあるかもしれないが，すべて誤嚥性肺炎になるわけではありません。誤嚥ではなく，誤嚥性肺炎を予防するという認識で関わります。

　重度嚥下障害者であれば，食前の吸引を実施し，食後の口腔ケア後もしっかりと吸引して咽頭残留がないことを確認します。自己喀出ができない人にはいざというときに吸引器を活用できるように準備しておきます。

　また，医師や歯科医師，管理栄養士，ヘルパーなど関わる職種との情報共有も積極的に行い，食べることに関するちょっとした変化を発見，早期介入につなげていく必要があります。痰がらみの増加や発熱の有無，元気のなさなど体調の変化があった場合には，速やかに連絡し，病院へ搬送か，在宅で対応できるかな

ど，どのように対応ができるかをシミュレーションしておくとよいでしょう。

● エピソード

　Tさん（76歳）は，1年に数回誤嚥性肺炎で入退院を繰り返していました。退院時には，食事の準備や食事介助にヘルパーのサービスが入り，また別の日には訪問看護が入りました。また，別の退院した日の午後に訪問医が入ることになりましたが，訪問すると38℃に発熱しており，呼吸数も多く呼吸困難の訴えがあります。血中酸素飽和度は，90％を前後しており，その場で救急搬送され，再入院となりました。

　そこで，次の退院までには再度在宅療養環境を調整しようと今度は訪問栄養指導の導入を決めました。退院後，入院により悪化した栄養状態の改善，食形態の調整，姿勢や食べ方の調整を行い，徐々に身体機能は回復，その後数年，誤嚥性肺炎で入院することはなくなりました。

摂食嚥下の再評価

● エピソード

　元々家族と同じ食事をしていた T さん (82 歳) が，ある日誤嚥性肺炎で入院しました。入院前の数日は痰がらみも増え，夜，咳をしていることもあったようです。入院中は肺炎の治療を優先し，肺炎の改善がみられると，嚥下機能の評価が行われ，ゼリー食から経口摂取は開始されました。呼吸器内科に入院したため 2 週間で退院となり，退院時には食事はペースト状の食形態でした。退院指導では，管理栄養士からミキサーの使い方やとろみの調整について指導を受けました。

　T さんは誤嚥性肺炎で退院してから半年がたちました。入院中に 1 kg やせてしまいましたが，義歯の調整をしてもらい，間食でプリンやアイスを食べていたため，体重は以前より 3 kg も増えました。食欲はあり，入院前のようなむせや痰がらみはまったくありません。食形態は，今でも家族の食事をミキサーにかけてペースト食 (コード 2-2) を食べています。

　あるとき，T さんは「いつになったら家族と同じ食事が食べられるの？」と聞いてきました。

　誤嚥性肺炎をきっかけに，さらに摂食嚥下機能が低下してしまい，退院後も入院中の食形態と同じ食形態を継続することで，誤嚥性肺炎の再発を予防していきます。一方で，もともと米飯を食べていた人が誤嚥性肺炎になっても，入院期間の 2 週間では嚥下機能の評価は途中のままで，その食形態で退院となる場合もあります。この場合は，その食形態 (T さんの場合はペースト食) の次の食形態へステップアップすることができる状態になっても，専門家に評価してもらうことができていないため，いつまでもその食形態のまま過ごしていることがあります。本人や家族からしてみると，二度と誤嚥性肺炎で入院したくないという思いは強くあります。

　ここで，大切なのは再評価です。摂食嚥下機能が低下し，口から食べることは難しい，という判断があったとしても，その評価がずっと同じとは限りません。在宅でも数か月の経過を得ることで，身体機能や認知機能に変化がみられること

があるからです。入院であっても，施設であっても，在宅であっても，定期的に摂食嚥下機能のモニタリングは必要です。口から食べることを希望しているならば，入院中に経口摂取がかなわないと診断された場合も同様です。

　再評価を行うことで，適切な食環境や食形態が判断でき，経口摂取の可能性が出たり，逆に進んでしまっている食形態の修正もできます。

嚥下調整食の活用

嚥下調整食の特徴

　嚥下調整食とは，咀嚼や嚥下機能が低下したときに調整された食事です。その特徴は①飲み込みやすい，②栄養に富む，③美味しいです（図4-1）。

　①は，咀嚼や嚥下機能の低下に対応し誤嚥予防を目的とした飲み込みやすい物性であること，②は，たくさんの量を食べられないため，少量でしっかりと栄養がとれるものであること，さらに③は，おいしいものだからこそ食べ続けることができ，食の楽しさや栄養摂取の継続性につながります。

嚥下調整食とは

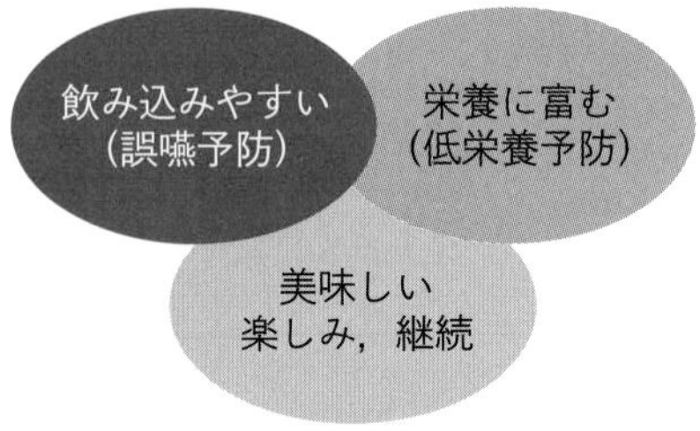

　　飲み込みやすい　　栄養に富む
　　（誤嚥予防）　　　（低栄養予防）

　　　　　美味しい
　　　　楽しみ，継続

図4-1 　嚥下調整食の特徴

　また，嚥下調整食の物性の特徴は，かたさ，付着性，凝集性の三つがあり，軟らかく，さらさらしていない，適度な粘性がある，まとまりやすく，バラバラになりにくいもの，といわれています（図4-2）。これらは，個々の残存機能にあわせて調整します。

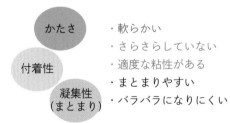

かたさ　　　・軟らかい

　　　　　　・さらさらしていない

付着性　　　・適度な粘性がある

　　　　　　・まとまりやすい

凝集性
（まとまり）・バラバラになりにくい

残存機能・能力に合わせて調整する

図4-2 　嚥下調整食の特徴

＜きざみ食は，本当に咀嚼や嚥下機能を助けているのか?!＞

　噛みにくさを感じたとき，食べやすい大きさに切ったりします。例えば，りんご1/4をかじり難くなったら，1/8，1/16と薄く切っていきます。それは，りんごをかじるという行為は，前歯（切歯）で噛み切る役割を助けているからです。一方で，噛み切った後も口の中でうまく噛めないということは，りんごを奥歯（臼歯上）ですりつぶしていく行為が難しい，つまり歯や舌，頬，顎，口唇を使って唾液と混ぜ飲み込みやすい塊をつくること（咀嚼と食塊形成）が困難といえます。ここで，りんごを細かく切っても噛みやすくはなりません。加熱してコンポートにするか，すりおろすなどの工夫があります。

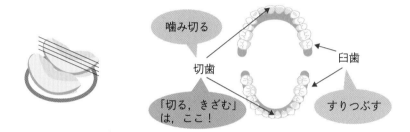

歯の部位，形により，役割が異なる

噛み切る

切歯

臼歯

「切る，きざむ」は，ここ！

すりつぶす

　病院や施設では，「きざみ食」が提供されていることがあります。常食をきざみ，提供するというものです。実は，単に料理をきざむだけでは口の中でバラバラになり食べにくいということがわかっています。またきざむだけでは，すりつぶすという動きは助けていません。大きさではなく，軟らかく調理することが，ポイントとなります。

食べやすい食材の選択と調理の工夫

1 咀嚼や嚥下機能が低下したときに注意したい食べ物

　咀嚼や嚥下機能が低下してきたときには，食べ物の選択や食べやすくするための調理の工夫が必要です（図 4-3）。注意したい食べ物には，①かまぼこやこんにゃくなどの加熱しても軟らかくなりにくいもの，②焼肉やかまぼこなどの硬いもの，③葉物や根菜類のように繊維の強いもの，④パンのようにパサパサするもの，⑤わかめのようにぺらぺらと薄いもの（厚みのないもの），⑥お茶やすまし汁のようにさらさらとした液体，⑦酸っぱいものなどは，咀嚼しにくく，むせやすいといわれています。また，⑧みそ汁や分粥，すいかなどの二相性の食べ物はむせやすいとされています（表 4-1）。二相性の食べ物とは，咀嚼をすることで液体と固形物の両方の性質が混合している状態です。咀嚼をしながら果汁が出てくるすいかはむせやすい果物です。

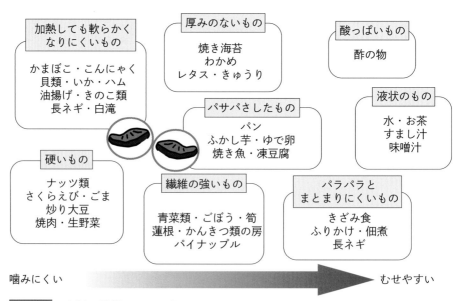

噛みにくい ➡ むせやすい

図 4-3　**食材の特徴による選択**

江頭文江：在宅生活を支える！これからの新しい嚥下食レシピ．p.118，三輪書店，2008．一部改変

表 4-1　注意したい食べ物

① かまぼこやこんにゃくなどの加熱しても軟らかくなりにくいもの
② 焼肉やかまぼこなどの硬いもの
③ 葉物や根菜類のように繊維の強いもの
④ パンのようにパサパサするもの
⑤ わかめのようにぺらぺらと薄いもの(厚みのないもの)
⑥ お茶やすまし汁のようにさらさらとした液体
⑦ 酢の物やかんきつ類などの酸っぱいもの
⑧ みそ汁や分粥，すいかなどの二相性のもの

2　食べやすくするための調理の工夫

　上記の注意したい食べ物の特徴を十分に理解し，軟らかく，食べやすくするために次の七つのポイントを押さえていきましょう(表 4-2，図 4-4)。

表 4-2　食べやすくするための調理の工夫

食べやすくするための調理の工夫とメニュー例	
(1) 加熱調理	加熱して軟らかくする(ポトフ，クリームシチュー)
(2) 切り方の工夫	蛇腹切り，隠し包丁(きゅうりの酢の物)
(3) 適度な水分	水分を加え，軟らかくする(煮浸し)
(4) 油脂	油脂を加えてなめらかにする(スイートポテト，マッシュポテト)
(5) つなぎ	つなぎを入れてまとめる(肉団子，白和え)
(6) とろみ	とろみをつける(かきたま汁)
(7) 一口大	細かく刻まず，軟らかいものを一口大にして咀嚼を引き出す(ふろふき大根)

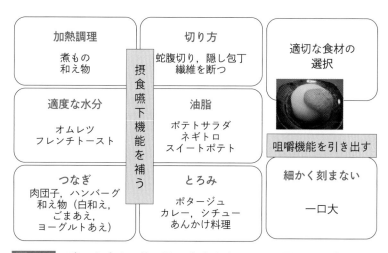

図 4-4　噛みやすく，飲み込みやすくするための調理の工夫

3 食塊形成を助ける〜つなぎ〜

　食塊形成とは，「飲み込みやすい一つの塊をつくること」です。咀嚼や舌運動が低下していると，口の中でもうまくまとまらず，口腔内残留や喉頭侵入・誤嚥につながってしまうため，口の中でばらばらになりにくく，まとまりやすい料理であることが重要です。ここでは，食べやすくするための調理の工夫の中でも，「つなぎ」に着目し，食塊形成を助けるための具体的な工夫について，考えてみます。「つなぎ」といっても多くの食材がこのつなぎの役割をして，食べやすくしてくれます(表4-3)。

表4-3　つなぎのいろいろ

① 卵
　ひき肉や魚介類をひいたものに加え，よく練って，まとめる。加熱によりまとめる
　　例) ハンバーグ，卵とじ，かぶら蒸し(卵白)，メレンゲ(卵白)
② 小麦粉
　食材の水分を吸わせながらよく練って，まとめる，とろみがつく
　　例) カレー，シチュー，つくね
③ 片栗粉
　食材の水分を吸わせながらよく練って，まとめる，とろみがつく
　　例) かきたま汁
④ パン粉
　食材の水分を吸わせながらよく練って，まとめる
　　例) ハンバーグ，肉団子
⑤ じゃがいも，マッシュポテト
　蒸してつぶして，食材に混ぜる。よく練って，まとめる
　　例) やわらか白玉，コロッケ
⑥ 里芋
　蒸してつぶして，食材に混ぜる。よく練って，まとめる
　　例) 里芋まんじゅう
⑦ 長芋
　すりおろして，蒸してつぶして，食材に混ぜる。よく練って，まとめる
　　例) とろろ汁，すり流し
⑧ れんこん
　すりおろして，食材に混ぜる。よく練って，まとめる
　　例) れんこんハンバーグ
⑨ マヨネーズ
　サラダや和え物に使う
　　例) ポテトサラダ
⑩ サラダ油
　あんこなどの食材入れる，ミキサーにかけるときに添加するととろみがつく
　　例) やわらかこしあん
⑪ アボガド
　皮をむき，つぶして，食材と和える
　　例) キャベツのアボガド和え
⑫ 豆腐
　水切りし，なめらかにつぶして，食材と和える
　　例) 白和え
⑬ 麩
　水またはお湯で戻し，潰しながら，食材に混ぜる。和える
　　例) 肉団子

⑭ はんぺん
　魚介系の食材につぶしながら加え，よく練って，まとめる
　　例）えびしんじょ，伊達巻
⑮ クリームチーズ
　なめらかにつぶして，食材と和える
　　例）さつまいものクリームチーズあえ
⑯ ヨーグルト
　水を切り，つぶして，食材と和える
　　例）フルーツヨーグルト，ヨーグルト和え
⑰ 玉ねぎ
　すりおろし，食材に混ぜる。よく練って，まとめる，軟らかくする
　　例）ハンバーグ
⑱ ゲル化剤(ゼリーの素)
　液体の食材に，添加し，ゼリー状に固める
　　例）ブドウゼリー，ハムのムース

これら「つなぎ」の配合割合を変えることで，より軟らかくも硬くも仕上がります。

4 主食の工夫

　食事の把握で，実は一番最初に確認するのは「主食」についてです。主食がしっかりと食べられているかどうか，摂食嚥下障害があれば，分粥のようにむせやすいお粥になっていないかどうかを確認します。お粥のでき上がり次第で，飲み込みやすいお粥もあれば，分離しやすく食べにくく飲み込みにくいお粥もあるからです。副食にはいろいろな食材があり，在宅ではある一定の物性で作るのは難しいものですが，主食のお粥が安定していれば，お粥と一緒にまたは交互に食べる等の工夫ができるからです。

　糖尿病で血糖コントロールが必要な場合や肥満で体重コントロールが必要な場合には，主食の量の調整は大事です。また，噛みごたえがあるように，雑穀を混ぜたり，玄米ご飯にしたりとごはんの硬さを工夫します。パンも雑穀パンや野菜の挟まったサンドイッチなどを選びます。

　軟飯やお粥は，炊飯器で炊くのか，残りご飯から鍋で煮返しているのかなどどのように炊いているのかを確認します。利用者の摂食嚥下機能によっては，煮返すご飯やお粥はバラバラしていて飲み込みにくいことがあるからです。

　お粥を安定して炊くには，炊飯器のお粥モードやお粥専用炊飯器などを紹介します（図 4-5）。パッククッキングでも調理することができます（パッククッキングとはポリ袋を使って行う家庭版真空調理法）。

　軟飯は意外に炊き方が難しいものです。普通の炊飯を少し多めの水加減にして炊飯しても，炊飯器によっては蒸気口から糊状の重湯が外に出てしまってうまく炊き上げられないことがあります。そこで，炊飯器の水加減を多めにして，「お粥モード」で炊飯します。粥と同様にゆっくりと火が通るため時間はかかりますが，いつでも安定した軟飯を炊くことができます。全粥→軟飯とステップアップ

していく過程では，全粥から徐々に水分量を減らしていくとよいでしょう。

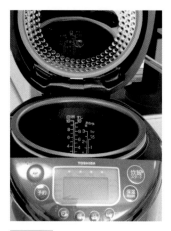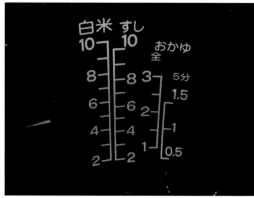

図 4-5　炊飯器の表示をみて水分量を調整する

5　とろみ調整食品の特徴と使い方(表4-4)

　さらさらの液体は，口から喉へ素早く流れ落ちるため，むせやすいといわれています。そこで，液体にはとろみをつけることで，口から喉へ流れ落ちるスピードがゆっくりとなり，嚥下反射のタイミングが取りやすくなります。

　とろみをつける食材には，片栗粉や小麦粉等がありますが，加熱する手間や時間の経過による物性の変化から，摂食嚥下障害者へはとろみ調整食品を利用します。とろみ調整食品は，でんぷんや増粘多糖類（グアーガム，キサンタンガム）が原料とされているものがあり，原料により添加量などの特徴は異なります。最近ではキサンタンガム系のとろみ調整食品が主流になっています。温度や飲料の違いによりとろみのつき方の特徴があり，だまにならないように注意しながら使い方を十分理解して，使用していきましょう。

　とろみ調整食品を添加してとろみがつくまでには数分時間がかかります。温度による影響は少なく，冷たいものも温かいものも比較的同じようにとろみをつけることができます。一方でみそ汁や牛乳，オレンジジュースなどにとろみをつけるときは，同量の添加量でも水に比べ粘度が上がりにくくなっています。そのため，知らずに大量に添加してしまったりする場合がありますが，二度混ぜという方法で，添加し軽く混ぜてからしばらく置いてその後再度混ぜる，という方法が有効です(図4-6，図4-7，図4-8)。

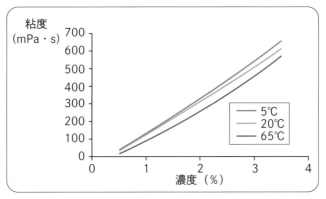

●とろみ調整食品：ネオハイトロミールスリム
●測定機器：コーンプレート型回転粘度計（ずり速度：●）

図 4-6 **飲料の温度が粘度に与える影響（お茶）**

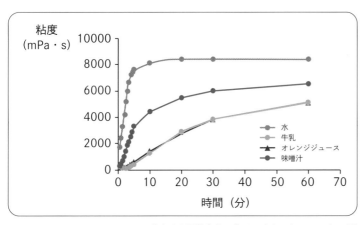

●とろみ調整食品：ネオハイトロミールスリム 3%
●測定機器：B 型回転粘度計（12 rpm）

図 4-7 **飲料の違いが粘度発現に与える影響**

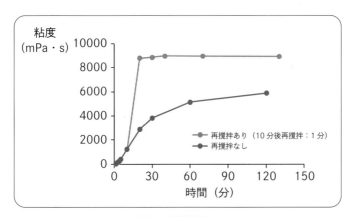

●とろみ調整食品：ネオハイトロミールスリム 3%
●測定機器：B 型回転粘度計（12 rpm）

図 4-8 **再撹拌の有無が粘度発現に与える影響（牛乳）**

図 4-6～8
江頭文江：おうちで食べる。飲み込みが困難な人のための食事づくり Q & A.
p.5-6，三輪書店，2015.

他に，お茶専用，牛乳や濃厚流動食専用のとろみ調整食品，粉末ではなく液体タイプのもの，パワータイプ（少量で早くとろみがつく），マイルドタイプ（多量になっても付着性があがりにくい）など，さまざまあります。また，飲み物だけでなく，水分の出やすい料理（煮びたし，大根やかぶの煮もの等）や，ばらけやすい料理に対して，とろみ調整食品を少量混ぜてまとまりを良くすることもできます。

表 4-4　とろみ調整食品の種類と使い方の注意

（種類）
・原料の違い（でんぷん，グアーガム，キサンタンガム）
・お茶専用 / 牛乳・濃厚流動食専用
・パワータイプ（少量でとろみの反応速い）
・マイルドタイプ（多量になっても付着性があがりにくい）

（使い方の注意）
・飲料により，加える量が異なる
・「だま」にならないように混ぜる
・加えてからとろみがつくまで，数分の時間がかかる
・水分の出やすい料理やばらけやすい料理に加え，まとまりを良くできる

● エピソード

　Ｕさん（66歳，男性）は，パーキンソン病で，徐々に咀嚼や嚥下機能が低下してきました。お茶やみそ汁でむせることが多くなり，最近ではとろみ調整食品でとろみをつけています。調理を担当する妻は，みそ汁にお茶と同じ量のとろみ調整食品を添加すると，なかなかとろみがつかないため，その倍の量を添加していました。食べ始めはよいのですが，後半になるとみそ汁のとろみが強くなり，最後にはベタベタに固まってしまいました。これでは逆に飲み込みにくくなっています。そこで添加量は増やさず，二度混ぜの方法を伝えました。

6　ゲル化剤の特徴と使い方

　「ゲル」とは，聞きなれない言葉かもしれません。流動性のあるものを「ゾル」ということに対し，液体が流動性を失い固形状になったものを「ゲル」といいます。液体から固形状に変化することをゾル状からゲル状に変わるということで，「ゲル化」と表します。「ゲル化剤」とは，果汁などを固めるゼラチンや寒天などです。嚥下調整食調理用に，さまざまなゲル化剤が販売されています（表4-5）。

表 4-5　ゲル化剤の種類と特徴

ゲル化剤の種類	特　徴
加熱タイプ	ゼラチンや寒天など添加してから加熱をしてから冷却するもの 加熱温度はゲル化剤により変わるが，一度加熱をしなければならないため，冷却までに時間がかかる
非加熱タイプ	加熱せず，飲料や料理に直接添加する。加熱する必要がなく，短時間でゲル化する。温かいものと冷たいもの等，添加するものの温度の違いによりでき上がりのゲル化の状態が異なる製品がある
酵素入りタイプ	アミラーゼというでんぷん分解酵素の含まれるゲル化剤。全粥をミキサーにかけるときに糊状になることを回避し，粥ゼリーに仕上げる。加熱は必要である

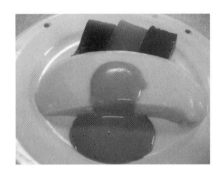

　加熱タイプのゲル化剤は，副食をミキサーにかけてペースト状にしたものに，ゲル化剤を加え，再形成します。例えば，ハンバーグ→加水してミキサーにかける→ゲル化剤を加えて加熱→成形・冷却という工程です。見た目もよくなり，かつ表面がなめらかで食塊としてまとまっているため，飲みこみやすくなります（写真は，加熱タイプのゲル化剤で作ったカレイのムニエル）。

　非加熱タイプのゲル化剤は，果物など加熱しない料理に使用します。みかんをミキサーにかける→非加熱タイプのゲル化剤を加える，という加熱をしない工程です。

　酵素入りゲル化剤は，熱々の全粥に添加し，→ミキサーにかける，という工程です。全粥はミキサーにかけるだけだと，糊状になってしまい，ベタベタして飲み込みにくい物性となります。そのため，重湯を多くしたり，分粥状にしたりと工夫することもありますが，その場合栄養価は落ちてしまいます。酵素入りゲル化剤を加えることで，アミ

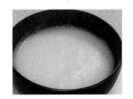

粥ゼリー

ラーゼによりでんぷんが分解され，粘度が低下し，かつゲル化することで，プルンとなめらかな物性へと調整でき，かつ全粥と同じ栄養価が期待できます。

　他に，お茶の濃いとろみは比較的粘度も高くなり，口腔機能の低下しているときには逆に食べにくい物性となります。そこで，濃いとろみの代わりに，ゲル化剤を使ってお茶ゼリーを作り，ゼリーとして水分補給していきます。見た目は同様でも，ゲル化剤の方が付着性は少なく，なめらかになります。お茶ゼリーを交互嚥下に活用することで，食事の合間に水分補給もでき，かつ咽頭残留を除去することができます。

7　ミキサーやハンドブレンダーと使い方のポイント

　嚥下調整食の調理で欠かせないミキサーですが，在宅では1回に回す量が少ないため，小さなタイプのミキサーやミルサー，ハンドブレンダー（写真）が重宝します。家庭で使うミキサーとはいえ，嚥下調整食として，毎食何品もミキサーにかけるため，ミキサーの刃の形や回転数はどのくらいかは確認していきたいものです。

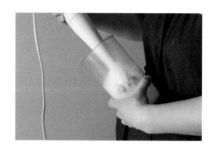

　ミキサーを回すときの注意として，ミキサーの中に入れる食材や料理とその加水・つなぎの量，撹拌のコツがあります（表4-6）。

表 4-6　ミキサーの中に入れる食材や料理と加水・つなぎとその量

- 食材や料理に含まれる水分量が少ない（例えば，焼魚）とミキサーは回りにくい
- 肉や魚料理は温かいほうがミキサーにかけたときになめらかになる
- 食材や料理に含まれる水分量を考慮し，加水やつなぎを入れる
- 加水量が多いと，仕上がりはなめらかになるが，味が薄くなったり，緩くなる
- 味が薄くなると，調味料を足す，足さないと薄味でおいしくない
- 緩くなると，とろみ調整食品やゲル化剤を添加する
- つなぎには，油脂類，マヨネーズ，はんぺん，絹豆腐，いも類，粥ゼリーなどがある
- 魚介料理にははんぺんをつなぎにし，芋類などのでんぷん料理に油脂類を加えるとなめらかに仕上がる
- どんな料理にも比較的合うつなぎは，粥ゼリー
- ミキサーの刃にしっかりと当たるように撹拌する

献立作成のポイント

1 献立をたてるときのポイント

　献立の基本は，主食・主菜・副菜のお皿をそろえることです。図4-9のような一汁二副菜ができたら理想の食事バランスですね。在宅療養をしながら，食事のバランスを整えることは，とても重要ですが，なかなか難しいものです。

　主食とは，ごはん，パン，麺類，もちなどの食品，主菜には肉・魚・卵・大豆料理などのたんぱく質食品を使った料理，副菜には緑黄色野菜，淡色野菜，海藻，きのこ，こんにゃく料理などです。栄養バランス弁当とは，お弁当箱を上からみてその料理の量の割合を調整することで栄養バランスを整えることができます。お弁当箱の半分のスペースにご飯やパンなどの主食を入れ，残り半分の1/3のスペースに主菜にあたる卵や魚，肉などたんぱく源の主菜のおかず，残り2/3のスペースに副菜にあたる野菜などの料理を入れるイメージでそろえていくと，ちょうどよいバランスになります（図4-10）。嚥下調整食のように食形態の工夫をしながらも，栄養バランスよく食べるという両方の視点をもって献立を考えていきます。

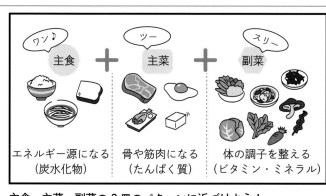
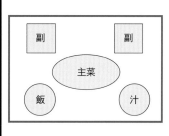

主食，主菜，副菜の3皿のパターンに近づけよう！
例：親子丼にはご飯と鶏肉，卵がメインです。主食と主菜を考え，あとはひじき煮やごまあえなどの野菜メニューを組み合わせるだけ！

図4-9 **主食・主菜・副食のバランス**

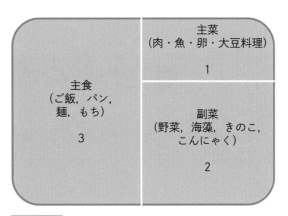

図 4-10 栄養バランス弁当

● エピソード

　Ｋさん（88歳，女性）は，認知機能が低下しており，おかずを一つずつ順番に食べる食べ方をしています。まずはご飯を食べ，茶碗が空っぽになってから，おかずの焼き鮭を食べ，鮭を食べ終わったら，副菜のかぼちゃ煮を，というようにです。お皿は一つずつ手に取り食べますが，途中で食べ終わったお皿を離さず，おかずを残してしまうことも出てきました。一度お皿を持つとお皿の中が空っぽになるまで離しません。そこで，介護者は，大きなどんぶりにご飯を入れ，ご飯の上にお肉や野菜等を乗せて提供しました。ただ，どんぶりにすると，何をどれだけ食べているのか，見た目でわかりにくいのでとても不安です，と話します。

　そこで，栄養バランス弁当の紹介をしました。すると「栄養バランス弁当の感覚で，どんぶりのご飯の上におかずを乗せていけばいいのですね，とてもわかりやすいです」と話されました。

4

市販食品の活用のポイント

市販食品には，スーパーやコンビニエンスストアなどで手に入る食品と，病院や施設などで使っている栄養補助食品や介護食品があります。自宅でさまざまな介護が必要な中で，1日3食手作りで食事の準備をするのはなかなか大変です。しかも，疾患にあわせた料理や摂食嚥下機能に対応した食事などの準備が必要になります。そこで，市販食品を活用することで，時短やアレンジをしながら，食事づくりの手間を少しでも省き，さらには栄養補給の一端を担うことができます。

1 市販食品の選び方

スーパーなどで手に入る食品の中には，冷凍食品，お惣菜，チルド食品，フリーズドライ食品等があり，最近の商品には骨なしの煮魚や軟らかい唐揚げ，冷凍グラタンなどがあって軟らかく調理されており，介護食としても活用できます（図4-11）。フリーズドライのマッシュポテトは，簡単にポテトサラダもできますが，軟らかい肉団子やつくねを作るときや葉物など食べにくい食材のつなぎにも利用できます。

主食のパウチ食品にも，ご飯だけでなく，軟らかめのご飯が販売されています。うどんは乾麺よりも茹で麺の方が軟らかく仕上がります。食パンにはフワフワして軟らかいものがありますし，蒸しパンは高栄養価の食品で，牛乳などに浸すとさらに軟らかくなり，好評です。サラダチキンはほぐしてサラダや和え物に使ってもいいですし，麺類の具にしたりもできます。

お惣菜やチルド食品の中にも，かぼちゃや里芋，肉じゃがなどの料理はよくみかけますし，コンビニの揚げ鶏やお弁当用のミートボールなど身近に軟らかい商品もあります。ひじき煮は食べにくそうならば，豆腐を使って白和えにしたりすると，食べやすくなります。

プリンやヨーグルト，アイスクリームは，食欲がないときの栄養補給のための間食として使えますし，ゼリー飲料は内容によっては水分補給にもエネルギー補給にも使えます。

粉末のコーンスープはたんぱく質を増量した商品も出ており，食事と一緒に飲

むことで，栄養補給にもなります（参考：クノール「たんぱく質がしっかりとれるスープ〜コーンクリーム〜」：エネルギー130 kcal，たんぱく質8.0 g）。

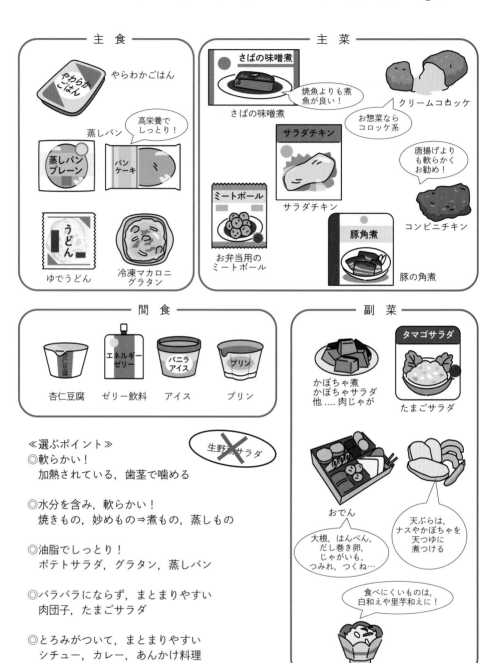

図4-11　スーパーやコンビニエンスストアでの軟らかい食品の市販食品の選び方

2 介護食品・栄養補助食品の選び方

1 ユニバーサルデザインフード（UDF）

　介護食品には，日本介護食品協議会が定めたユニバーサルデザインフード（UDF）という区分があります（表4-7）。年齢や障害関係なく，かむ力や飲み込む力の目安と，かたさの目安が表示され，容易にかめる，歯ぐきでつぶせる，舌でつぶせる，かまなくてもよい，の四つの区分に分けられています。レトルトなどの商品パッケージにロゴと一緒にそれぞれの区分が記載されています。商品を選ぶ際には，パッケージや保管温度，味とともにこの区分を参考にするとよいでしょう。

表4-7 UDFの区分

区　分		容易に かめる	歯ぐきで つぶせる	舌で つぶせる	かまなくて よい
かむ力の目安		かたいものや 大きいものは やや食べづらい	かたいものや 大きいものは 食べづらい	細かくてやわら かければ 食べられる	固形物は小さく ても 食べづらい
飲み込む力の目安		普通に飲み込 める	ものによって は 飲み込みづら いことがある	水やお茶が 飲み込みづらい ことがある	水やお茶が 飲み込みづらい
かたさの 目安	ごはん	ごはん〜やわ らかごはん	やわらかご はん〜全がゆ	全がゆ	ペーストがゆ
	たまご	厚焼き卵	だし巻き卵	スクランブル エッグ	軟らかい茶わん 蒸し（具なし）
	肉じゃが	やわらか肉 じゃが	具材小さめや わらか肉じゃ が	具材小さめさら にやわらか肉 じゃが	ペースト 肉じゃが
物性規格	かたさ上限 値 N/m²	5×10^5	5×10^4	ゾル：1×10^4 ケル：2×10^4	ゾル：3×10^3 ゲル：5×10^3
	粘度下限値 mPs・s			ゾル：1,500	ゾル：1,500

※「ゾル」とは，液体，もしくは固形物が液体中に分散しており，流動性を有する状態をいう。「ゲル」とは，ゾルが流動性を失いゼリー状に固まった状態をいう。
日本介護食品協議会：UDFってなに？わかるUDF.
(https://www.udf.jp/consumers/index.html)

● エピソード

　Tさん（35歳，女性）は，近くに住む実母の介護をしています。実母は一人暮らしをしていますが，自らも小学生の子どもがいるため，顔を出せるのは，週に2回程度です。そこで，スーパーに行って，チルド商品や冷凍食品を買い込み，実母のところに持っていきます。

　先日，ドラッグストアに行くと，介護用品売り場でレトルトの介護食が陳列されているのをみかけ，買ってみることにしました。実母が好きな「肉じゃが」を選びましたが，食べようと開けてみると，ペースト状になっていてびっくり。よくみると，パッケージには「噛まなくてもよい」の文字がありました。「次からはよく確認してから購入しようと思います。」

2　栄養補助食品

　栄養補助食品には，飲料タイプ，ムースタイプ，プリンタイプなどさまざまな形状があります。飲料タイプでよくみかけるのが12 mLで200 kcalがとれるもの，他にも40 gで160 kcalのプリン，15 gで80 kcalのスティックゼリーなど，商品のバリエーションは増えています。利用者の摂食嚥下機能や嗜好，1回の摂取量，保存方法，価格などが選ぶポイントとなっています。

　食事からの栄養が足りないときに，栄養補助食品を利用し補うこともありますし，栄養補助食品を定期的に一定量とることで，食事からの栄養の過不足を気にせず，安心して食べることができます。これをONS（Oral Nutrition Supplements ＝経口的栄養補助）といいます。

　飲料タイプに限られますが，医薬品として処方してもらえる栄養剤もあります。これらの栄養剤も同様にONSとして利用できます。

● エピソード

　Eさん（66歳，男性）は，脊椎小脳変性症で，発語と嚥下機能が徐々に低下してきているようです。しかし，食事は家族と同じものが食べたいと，1時間以上かけてようやく半分程度食べられているという状況です。1週間で1 kgの体重減少がみられており，訪問医から医薬品の栄養剤が処方されました。1日2缶の処方でしたが，Eさんは自分なりに食べられなかったと判断したときだけ，1日1/2缶ほどを飲んでいたようです。訪問看護で経過をみていたものの，体重減少はなかなか止まらず，そこでONSの目的を話し，食事摂取量に関わらず，毎日2缶の栄養剤を飲んでみることになりました。

2 週間後，E さんの体重減少は下げ止まりました。栄養剤で栄養はある程度確保できているため，食事は頑張りすぎず，食べたいもの・食べられそうなものを選んで，40 分程度で食べ終えるようにしました。今後は食べやすいようにもう少し軟らかい料理の提案をしていく予定です。

　他にも MCT（中鎖脂肪酸）オイルやプロテイン粉末，粉末食物繊維等さまざまな商品があります。主食のお粥に MCT オイルを加えてエネルギー強化したり，副食や汁物にプロテイン粉末を加えて，たんぱく強化したりもできます。食物繊維は，水溶性ファイバーが多く，下痢や便秘など排便コントロールや血糖コントロールを目的に使用したりします。

③　入手方法

　介護食や栄養補助食品の一部はドラッグストアや通信販売などで，手に入りますが，商品の種類はあまり多くないようです。ドラッグストアでは直接手に取ってみることができますし，店員には薬剤師や管理栄養士がいますので，使い方などの詳細を聞くことができます。それでも，やはり通信販売の方が病院や施設で提供されている商品の多くを取扱っており，選択肢は多くなります。

3　市販食品のアレンジ

　市販食品はそのまま食べてもおいしいですが，味や食感をアレンジし，飽きずに食べてもらう工夫もします。

①　チルド・レトルト食品のアレンジ（図 4-12）

　スーパーやコンビニエンスストアで手に入るポテトサラダや卵サラダ，マカロニサラダは，そのまま食べてもいいですが，生野菜や茹でブロッコリーなどを一緒に与えたり，コロッケの種や卵焼きの具にしたりします。

　サラダチキンは，細かく裂き和え物に使えます。ミートボールはキャベツと煮直したり，フレッシュトマトをさいの目に切りソースとしても活用できます。レトルト食品はとろみがついていることが多く，あんかけのあんとしてもアレンジできます。

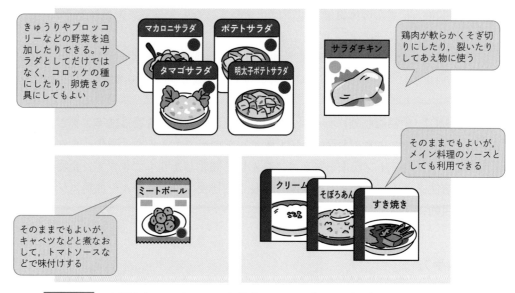

図4-12 市販されているチルド食品やレトルト食品の活用例

江頭文江：在宅向けの市販食品（コンビニ，宅配などを含む）の利用・工夫．低栄養対策パーフェクトガイド（吉村芳弘他編）．pp.292-293，医歯薬出版，2019．参考に作成

　卵サラダとマカロニサラダを混ぜて，チーズを乗せてオーブンで焼けば，簡単なグラタンができます（図4-13）。同様の作り方で，材料にトマトソースやバジルソースを加えたりすればさらにアレンジができます。

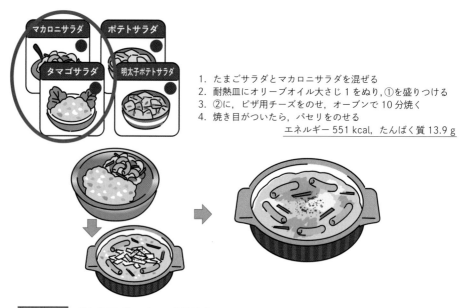

1. たまごサラダとマカロニサラダを混ぜる
2. 耐熱皿にオリーブオイル大さじ1をぬり，①を盛りつける
3. ②に，ピザ用チーズをのせ，オーブンで10分焼く
4. 焼き目がついたら，パセリをのせる

エネルギー 551 kcal，たんぱく質 13.9 g

図4-13 Wサラダのチーズグラタン

江頭文江：在宅向けの市販食品（コンビニ，宅配などを含む）の利用・工夫．低栄養対策パーフェクトガイド（吉村芳弘他編）．pp.292-293，医歯薬出版，2019．参考に作成

まんじゅうなどのパサパサする食品は牛乳で湿らせ，加熱をすると軟らかく仕上がります（図 4-14）。写真のまんじゅうはポリ袋に入れて水で湿らせ，電子レンジで加熱すると，しっとりと軟らかくなります。こしあんには 10％の油脂を加えると滑らかになり，かつエネルギーアップにもなります。

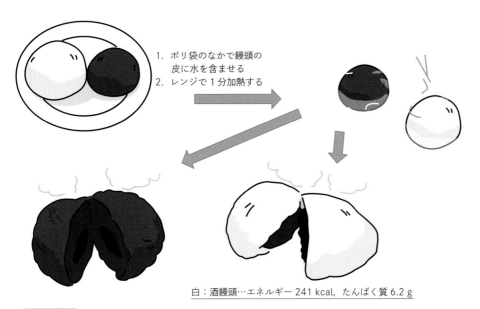

1. ポリ袋のなかで饅頭の皮に水を含ませる
2. レンジで 1 分加熱する

白：酒饅頭…エネルギー 241 kcal，たんぱく質 6.2 g

図 4-14　しっとり軟らかまんじゅう

② 栄養補助食品のアレンジ

　栄養補助食品の濃厚流動食は，ミルク風味の飲料であることが多いため，甘ったるいと飲みにくさを訴えることも少なくありません。せっかくの濃厚流動食も飲まなければ栄養補給にもなりません。ミルク風味以外に，ジュース系のタイプもいくつか販売されており，選択肢は広がってきていますが，飲みやすくするためのアレンジ方法を知っておくとよいでしょう（図 4-15）。

　甘味があるので，牛乳＋砂糖の代わりとして，シャーベットや蒸しパン，フレンチトーストにアレンジできます。粉末のコーンスープやほかの食品と合わせても，全く違和感なくおいしくでき上がります。ほかに，イオン飲料と合わせるとさっぱり飲むことができます。

食欲がないときには，少量で高カロリーとなるようにさまざまな工夫が求められます。簡単に利用できる濃厚流動食も継続して飲むことで飽きてしまい，なかなか続けられないということも少なくありません。そこで，濃厚流動食を料理にアレンジしたメニューの紹介です。

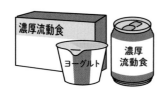

フレンチトースト

〈材料 1 人分〉
食パン　　　…1 枚
濃厚流動食　…100 mL
卵　　　　　…1 個
バター　　　…大さじ 1
黒蜜，蜂蜜，ジャムなど

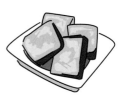

＊作り方＊
1. 食パンは，4 等分に切る。
2. 卵を割りほぐし，濃厚流動食と混ぜ合わせる。
3. 1 を 2 に浸す。
4. フライパンにバターを溶かし，3 の両面を焼く。
5. お皿に盛りつけ，ジャムなどお好みのものを添える。
　　エンシュア・H（黒蜜味）を利用した場合
　　（熱量 535 kcal，たんぱく質 17.1 g，脂質 22.8 g，塩分 1.5 g）

シャーベット

〈材料 1 人分〉
濃厚流動食　…50 mL
ヨーグルト　…50 mL
ジャムやチョコレートシロップなど

＊作り方＊
1. ポリ袋に濃厚流動食とヨーグルトを入れ，手でよく揉み混ぜ合わせる。
2. ポリ袋の口を閉じ，冷凍庫で 3 時間以上，冷やし固める。
3. お皿に盛りつけ，ジャムなどお好みのものを添える。
　　エンシュア・リキッド（いちご味）を利用した場合
　　（熱量 119 kcal，たんぱく質 3.7 g，脂質 3.3 g，塩分 0.2 g）

カップスープ

〈材料 1 人分〉
カップスープの素　…1 袋
湯　　　　　　　　…50 mL
濃厚流動食　　　　…100 mL
塩　　　　　　　　…お好みで

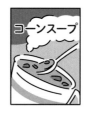

＊作り方＊
1. カップスープの素をマグカップに入れ，湯を注ぎ混ぜる。
2. 1 に濃厚流動食を加え，お好みで塩を加え，混ぜる。
　　エンシュア・リキッド（バニラ味）を利用した場合
　　（熱量 174 kcal，たんぱく質 4.5 g，脂質 5.6 g，塩分 1.2 g）

濃厚流動食のスポーツ飲料わり

〈材料 1 人分〉
濃厚流動食　　　　…200 mL
スポーツ飲料　　　…100 mL

＊作り方＊
1. 濃厚流動食とスポーツ飲料を混ぜる。
　　エンシュア・H（バニラ味）を利用した場合
　　（熱量 327 kcal，たんぱく質 10.6 g，脂質 10.6 g，塩分 0.7 g）

蒸しパン

〈材料 2 個分〉
ホットケーキミックス…50 g
卵　　　　　…1/4 個
マヨネーズ　…大さじ 1
砂糖　　　　…大さじ 1
濃厚流動食　…50 mL

＊作り方＊
1. ボールに卵を割りほぐし，マヨネーズを加え混ぜる。
2. 1 に，砂糖と濃厚流動食を加え，さらに混ぜる。
3. 2 にホットケーキミックスを混ぜ合わせる。
4. 油（分量外）を薄く塗った器に半量づつ入れ，電子レンジで 4 分加熱する。
　　ラコール（コーヒー味）を利用した場合
　　（熱量 375 kcal，たんぱく質 7.8 g，脂質 13.6 g，塩分 0.9 g）

図 4-15 濃厚流動食のアレンジメニュー

4 栄養補助食品と慢性疾患への応用

　摂食嚥下障害がある場合，市販食品の優先順位は食形態となります。栄養状態がある程度良好であれば，慢性疾患の状態を考慮しつつ，その再発や悪化を予防しなければなりません。一方で，低栄養状態であれば，慢性疾患を考慮しつつも栄養補給が優先されることもあります。栄養状態の評価をし，慢性疾患の状態を把握した上で，投薬内容や活動量も含め医師とその治療方針を共有していきます。

　市販食品の中で高栄養商品には炭水化物や脂質が含まれており，高血糖や血糖コントロールが乱れやすい人には，注意が必要です。

　血圧コントロールや心不全の予防には，塩分調整が必要であり，1日6g未満を推奨されていますが，多くの甘味系の栄養補助食品は食塩含有量は1g以下のものが多く，エネルギー補給に利用してもナトリウム摂取が過剰になることはほとんどありません。

　COPD（慢性閉塞性肺疾患）や誤嚥性肺炎後には，低栄養状態になっていることも多く，エネルギーの確保が優先されます。少量で高栄養となる商品も多くあり，100mLで400kcalの飲料や220gで360kcalもとれる高栄養プリンもあります。少量で高栄養タイプは，濃縮された商品が多く，心不全で水分管理が必要な場合にも選択します。

　水分摂取がなかなか進まず，脱水傾向や脱水症のときには，経口補水液を用意しておくとよいでしょう。摂食嚥下障害があり，そのまま飲めない場合には，とろみ調整食品でとろみをつけてもよいですが，ゼリータイプで飲みやすくなっているものもあります。

疾患・症状別の食支援

1

疾　患

1　脳血管疾患

　脳血管障害（脳卒中）には，脳の血管が詰まる脳梗塞と脳の血管が破れる脳出血，くも膜下出血があります。

　脳梗塞とは，脳の血管の一部がなんらかの原因によって閉塞することで発症します。脳梗塞は，大きくわけて二つの原因があります。それが，「塞栓」と「血栓」です。「血栓」はもともと高コレステロールや高血糖などが原因で血管の内部が狭くなってしまっている部分に，血の塊が詰まってしまうことで発症します。一方「塞栓」は，血管内部は狭くなっていませんが，血の塊が突然すっぽりとはまってしまい，閉塞させてしまうことで発症します。一般的に，血栓よりも塞栓のほうが重症となる割合が高くなります。脳血栓の場合は症状がゆっくりと進行したり，一時的に症状が起こり，その後自然と軽快する「一過性脳虚血発作（TIA）」がみられます。一方，脳塞栓の場合は突然意識障害や重度の麻痺が出現します。

　急性期の診断，治療を経ても，在宅療養生活では大きな麻痺が残らず，また通常の生活に戻れる場合と，なんらかの障害が残り，生活していくことになる場合があります。障害の程度はさまざまですが，毎日の生活やリハビリテーションが機能改善や維持にとても重要になります。

　回復期リハビリテーションの時期には，毎日専門職によるリハビリテーションが行われましたが，退院後は，週に1～2回のデイケアや訪問リハビリテーションで，残りは横になってテレビを見ている，等ということも見受けられます。たいして動いていないのに，入院中と同じように食べていたら太ってきてしまったということや，リハビリテーションをやっているのに食べられなくて低栄養となり，なかなかリハビリテーションの効果が得られないということもあります。

　摂食嚥下障害は，急性期では3～8割と高く現れますが，発症初期にその多くは改善し，2週間後には1～2割となるともいわれています。6か月たっても摂食嚥下障害が改善しない場合は誤嚥性肺炎や窒息，低栄養や脱水などの合併症を

生じ，食べる楽しみ等の QOL や予後に関係します。そのほか，脳血管疾患の後遺症として，片麻痺や構音障害，意識障害，注意障害や随行機能障害，失語症，半側空間無視などの高次脳機能障害があります。これらの後遺症を理解し，食支援をすすめます（表 5-1）（摂食嚥下障害のアセスメントと支援については，Chapter3 を参照）。

表 5-1 脳血管疾患の後遺症と食支援

脳血管疾患の後遺症		食事の際の症状と介入の視点
片麻痺		顔面神経麻痺では，麻痺側の口角からの食べこぼしが多くなる 場所や程度が異なるが，上肢・下肢のどちらかに麻痺が出る 食事介助のスプーンを正中ではなく麻痺側に寄せる 姿勢保持のための車いす等の選択 上肢の麻痺がある場合には，適切な自助具の選択
構音障害		舌などの口腔機能の低下がみられる 食形態や食べ方の工夫 構音訓練や健口体操
意識障害		覚醒状態が悪い 食前・食事中の意識レベルの状態とその変化 覚醒状況により食事時間をずらす，食形態を変える
高次脳機能障害	注意障害	周囲が気になる そわそわと落ち着きがないなどの症状 食席の工夫，音楽やテレビなど視覚聴覚情報を減らす
	随行機能障害	段取りが悪い 物事の優先順位をつけられない 主食，主菜，副菜と複数のお皿があると，どの順番で食べていいのかわからない，感情の起伏がある
	失語症	思った言葉が出ない ものの意味がわからない，使い方がわからない 食具・歯ブラシ等の持ち方・使い方を一緒にやってみせる
	左側空間無視	視野の左側に注意が向きにくい 食卓の左側に並んだ料理を食べ残してしまう 介助側は右側への意識を向ける 料理は右側に並べる 一方で，少しずつ左からの刺激（声かけなど）を入れていく

さらに，脳血管疾患のリスク因子には，高血圧や不整脈（心房細動），糖尿病，喫煙，飲酒，肥満などがあります。一度脳血管疾患になると，もう二度とならないといいながら発症前のような食事や生活になりがちですが，再発を防ぐためにも，食事はバランスよく食べる，過食粗食とならないようにする，塩分を減らす，禁煙をする，お酒をほどほどにする，運動を心がける肥満であればダイエットするなど，生活改善に心がけましょう。

2 パーキンソン病

パーキンソン病は，脳内のドパミンの分泌が減少することによりさまざまな症状が現れる病気です。手の震え・動作や歩行の困難など，運動障害を示す，進行性の神経変性疾患です。進行すると自力歩行も困難となり，車いすや寝たきりになる場合があります。

パーキンソン病の4大症状として「振戦（ふるえる）」「固縮（かたい）」「寡動・無動（おそい）」「姿勢反射障害（ころびやすい）」があげられます。手のふるえは歩行時には強くなります。

さらに，嗅覚低下，便秘，頻尿や排尿困難，立ちくらみ，起立性低血圧，睡眠障害，記憶障害，うつ，幻覚・妄想など，パーキンソン病の症状が全身に及ぶことがわかります。また，日内変動があるため，薬物療法は治療の中心となります。

パーキンソン病のヤールの重症度分類は，身体的に現れる症状や，日常生活の動作の不自由さをもとに，Ⅰ～Ⅴ度の5段階に分けられています。

これらの症状の重症度を理解し，全身の機能と摂食嚥下機能の低下には乖離がみられる場合もあるため，どちらの評価も行いながら，食支援をすすめていきます。さらに，服薬の影響，日内変動などをみながら，食事の際の介入の視点についてまとめました（表5-2）。

表 5-2　ヤールの重症度分類と食支援

ヤールの重症度分類	症　状	食事の際の介入の視点
Ⅰ度	ふるえなどの症状は上肢・下肢の片側だけにみられる 日常生活への影響はほとんどない	自力摂取が可能。食形態は常食で家族と同じ食事が食べられる
Ⅱ度	ふるえなどの症状は上肢・下肢の両方にみられる 日常生活で不便を感じるが介助は不要	基本は自力摂取。食形態は食べやすく一口大に切ったり，軽い茶碗，滑り止めなどの工夫する
Ⅲ度	歩き出したら止まらない 身体が勝手に傾き転ぶなどの姿勢反射障害があらわれる 日常生活は一部サポートをしてもらいながらなんとか自力で生活できる	最初は自力摂取，後半疲れてきたら介助する。食べやすいように食器・食具は自助具を準備する。食形態は食べやすく一口大や軟菜，口の中でまとまりやすく工夫する
Ⅳ度	日常生活のさまざまな動作が自力では困難で，生活全般に一部介助が必要	食事は全介助，食形態は摂食嚥下機能にあわせて調整する
Ⅴ度	ベッドまたは車いすでの生活で日常生活に全介助が必要	食事は全介助，食形態は摂食嚥下機能にあわせて調整する

パーキンソン病が進行したときの摂食嚥下障害では，準備期・口腔期の問題が大きくなります。つまり口が開いたままで閉じない，舌で食べ物を押しつぶすなどの動きができない，咀嚼様の動きがでない，舌が動きにくく食塊を送り込めないなどです。そのため，嚥下調整食学会分類コード*2 のペースト状やコード 1j のゼリー状の食形態を選択することがあります。咽頭に食塊が送り込まれてこないため，嚥下反射も起きにくくなります。開口したまま嚥下反射が起きることもあり，咽頭残留や誤嚥のリスクが高まります。

＊嚥下調整食学会分類コード 97-99 頁参照

● エピソード

　Gさん（68歳，男性）は，1年前にパーキンソン病の診断を受け，現在はヤールの重症度分類はⅢ度のレベルです。もともと食べることが大好きでしたが，食事の時間になると覚醒状態が悪くなり，半分くらいしか食べることができません。後半は介助をしても，口が開かなくなり，口のため込みもみられます。食事はごはんを軟らかく炊き，おかずは家族と同じものを用意しています。水分でむせることが増え，服薬が大変になってきたようで，うまく薬が飲めていないのではないかと家族は心配しています。

　そこで，日内変動の様子と服薬状況を医師に伝え，服薬調整をしてもらい，服薬は水ではなくゼリーを使って飲むようにしました。すると，食事時間の覚醒状態が改善し，口のため込みもなく，介助もしながら食事は全量食べられるようになりました。

3　認知症

　認知症とは，何らかの要因で記憶や思考に影響を与え日常生活を妨げるような状態のことをいいます。一方で，日常生活には支障がないが，記憶力や，判断力，計算力，随行力などの認知機能に多少の問題が生じている状況を MCI (Mild Cognitive Impairment：軽度認知障害) といいます。認知症には，主にアルツハイマー型認知症，脳血管性認知症，レビー小体型認知症，前頭側頭型認知症の四つの種類があり，それぞれ特徴は異なります。また，認知症の症状には，記憶障害を中心とした認知症の方に必ずみられる中核症状と，そこに本人の性格や環境の変化などが加わって起こる周辺症状 (行動・心理症状：BPSD(behavioral and psychological symptoms of dementia)) があります(表 5-3)。

表 5-3	認知症の症状
中核症状	記憶障害，見当識障害，理解・判断力の障害，実行機能障害，失語・失認識・失行
周辺症状	不安・抑うつ，徘徊，幻覚・錯覚，暴力・暴言，異食，睡眠障害，せん妄，妄想，帰宅願望，介護拒否，失禁，弄便

　認知機能の低下による食事場面での問題を摂食嚥下5期に当てはめてみると，表5-4のようになります。食に関する問題行動があったとき，まずはそれを理解し，環境調整することに努めます。例えば，自分の食事と他人の食事の区別がつかないならば，目につくところには他人の食事は置かないとか，料理をぐちゃぐちゃに混ぜるならば，まぜてもよい相性の料理を並べておくなどです。食事の時間をイメージしてもらうために，食べる前から炊飯の匂いをかがせる，居室ではなくダイニングテーブルで食べる等の環境調整も重要です。いつもの時間，いつもの場所で安心して食べてもらう，またはいつもと違う雰囲気にすることで食べてくれる，なども個々により対応は変わります。

　食具の使い方がわからなければ，一緒に手にもって，その操作を行います。何度か繰り返すことで食べ始めることもあります。がつがつと詰め込んで食べる場合は，あえて持ちにくい食具を選んだり，一口量が少なくなるようにスプーンの大きさを小さくしたり，半分ずつ提供するなど工夫します。

　口が開かない・閉じない，咀嚼が起きないについては，食べているときだけでなく，食べる前の口腔周囲のマッサージや口腔ケア時のストレッチなどでも多くの刺激を与えるようにします。また食事介助をしていると口が開かなくなることがありますが，嚥下反射が起きるときには口唇閉鎖が起きるため，意図的に口を開けないのではなく反射的に口が開かない，というときもあります。無理やり食べてもらおうとすればするほど拒否にもつながるため，よく観察します。

　口のため込みや送り込み不良は，舌を使った咀嚼運動が不十分なときに起こります。食事介助しているならば，スプーンの背で舌を刺激し，咀嚼を引き出します。

　嚥下反射の遅延やむせは，先行期〜口腔期までの影響もありますが，他に低栄養状態や体力低下，サルコペニアの影響により起きる場合もあります。飲み込みやすい食形態の調整やリクライニング位など姿勢調整を行い，重力を利用して嚥下反射を誘発します。

表 5-4　認知機能の低下による食事場面での問題

摂食嚥下の 5 期		食事場面での問題
先行期	認知	食べたことを忘れる，食べ物とそうでないものを区別できない 自分の食事と他人の食事の区別ができない 料理をぐちゃぐちゃに混ぜる（全部，またはお粥にジャムなど） 食べ物に異物が入っているようにみえて怒る 声かけで混乱する 食べるという状況が理解できない，覚醒不良
	摂食動作	食具の使い方が分からない，手で食べる， 食具をずっと持てない，食具がうまくすくえない がつがつと詰め込んで食べる
準備期		口を閉じて開かない 食べ物が入っても口が閉じない 口から食べこぼす 食べ物が口に入っても，咀嚼が起きない ずっと咀嚼している
口腔期		口にため込む 食べ物を送り込めない
咽頭期		嚥下反射の遅延 うまく飲み込めない，むせる 食事の後半でむせる
食道期		－

● エピソード

　Tさん（93歳，女性）は，アルツハイマー型認知症の診断を受けています。要介護 5 で食事の時は車いすに移乗して食べています。Tさんの介護者の悩みは，Tさんが食後の服薬後 2 時間近く口を開けずにため込む様子がみられ，苦しそうだということです。介護者も最初は食後に口腔ケアをしようとしましたが，なかなか口を開けてくれず，無理やり開けることもかわいそうだと様子をみていたら，口が開くまで 2 時間近くかかることも増えてきた，とのことです。

　食事の様子を聞くと，食形態は常食で家族と同じものを食べ，漬物もバリバリ噛んで食べられるとのこと，お茶はとろみなしで飲めるということでした。食事は最初は自分で食べますが，しばらくすると食具を離してしまうため，途中から介助をしていました。

　基本的には，嚥下機能には問題はなく，食事も常食を食べられているということでしたが，水分を口にため込んでしまう印象が強く，食事の途中で飲ませてしまうと，口を開かなくなってしまって食べられなくなるのではないかと，いつも最後にお茶を飲ませていました。

Tさんのように，咀嚼や嚥下機能に問題はないが，お茶などの水分は口にため込んでしまい，なかなか飲み込めないというケースはあります。

　Tさんは食後2時間以上も水分を口にため込むという問題があります。そこで，咽頭期に問題がないことを確認した上で，固形食を咀嚼している途中にお茶などの水分をすすめ，固形食を咀嚼しながら水分摂取をしてもらうこととしました。すると，食事の後半に残ったお茶は50 mL程度となりました。50 mL程度であれば食後に数口で飲み干すことができ，食後に液体を口にため込むということはなくなりました。

　本来，液体と固形物では咀嚼から嚥下の動態は異なっており，液体の場合は嚥下反射前にまだ口腔前庭に液体があります。一方で固形食は咀嚼の途中で食塊が中咽頭へと移送され，中咽頭にたまっていき（stage II transport）その後嚥下反射につながっていきます（プロセスモデル）。Tさんの場合は，液体嚥下が難しくなっていたため，固形食と一緒に液体をとることで舌の能動的移送により一緒に中咽頭に移送でき，スムーズな嚥下反射につながりました。ほかにも，咽頭期に問題はないけれど，お茶に薄くとろみをつけることで，液体の嚥下反射がスムーズに引き出されることもあります。

4 糖尿病

　糖尿病は，インスリンが不足または欠如しているか，肝臓や筋肉にブドウ糖が取り込まれにくい状態で常に血糖が高い状態です。糖尿病の人口は増加傾向であり，同時に高齢者の糖尿病療養者も増えています。高齢者には心身機能の個人差が著しく，それに加え，高齢者糖尿病では重症低血糖をきたしやすいという問題点もあります。重症低血糖は，認知機能を障害するとともに，心血管イベントのリスクになりうるともいわれています。

　高齢者糖尿病の治療目標は，年齢，罹病期間，低血糖の危険性，サポート体制などに加え，認知機能や基本的ADL，手段的ADL，併存疾患なども考慮して個別に設定します。ただし，加齢に伴って重症低血糖の危険性が高くなることに十分注意しなければなりません。

　血糖値は，食事と運動，インスリン作用（膵臓から分泌，またはインスリン注射）のバランスによって決まります。食欲がなくても薬はきちんと飲んでしまい低血糖になったり，認知機能の低下から飲み間違いや飲み忘れがあっても，気づけなかったりと大きな問題になります。

　糖尿病の治療薬には，低血糖を起こすものがあり，血中のブドウ糖を細胞内に取り込ませて血糖を下げるインスリン，膵臓を刺激してインスリンを長時間分泌させるSU薬，膵臓を刺激してインスリンを短時間分泌させるグリニド薬です。

これらの服薬がある場合は重症低血糖とならないように注意します。

　高齢者の糖尿病患者には，高血糖だけではなく，低血糖と，サルコペニアに関してそれぞれ食の問題があります（表5-5）。高血糖は，過食，間食の摂取，主食の単品摂取・重ね食べ・過食，菓子類・果物の摂取過多，糖質の多い飲料の摂取の問題があり，咀嚼に問題がある場合は芋・かぼちゃ類は軟らかく食べやすいため，主食に加え食卓に出やすくなります。低血糖は，欠食，主食の欠食・過度な減量，極端な糖質制限食品利用の問題があり，食事の回数が減る，リハビリテーションなどで運動量が増えているのに食事量は増えないということも低血糖を引き起こす要因です。サルコペニアは，主食中心で副食の摂取減量，菓子類の摂取過多，咀嚼や嚥下困難による食材使用の制限，現在は低栄養状態なのに以前の食事療法へのこだわりがあるなどの問題があります。摂食嚥下機能の低下により，芋・かぼちゃ類は食べやすいが肉や魚が食べにくい・野菜類が噛みにくいなどから使用する食材がワンパターンになりがちです。昔コレステロール値が高かったから卵は食べないなどといわれることもあります。さらに入院や施設とは異なり，運動量の低下もサルコペニアの要因の一つです。

　低栄養状態であれば，菓子類も大事な栄養源となりますが，炭水化物や脂質を多く含むものがあり，糖尿病療養者は，血糖コントロールが乱れやすく，肥満や中性脂肪を上昇させる要因にもなります。他に在宅療養では金銭的な問題により，十分な食材の確保ができないということもあり，利用者の身体状況や生活背景など，その他の影響を総合的に評価します。

表5-5 高齢者の糖尿病と食に関する問題

	食に関する問題
高血糖	過食，間食の摂取，主食の単品摂取・重ね食べ・過食，菓子類・果物の摂取過多，糖質の多い飲料の摂取
低血糖	欠食，主食の欠食・過度な減量，極端な糖質制限食品利用
サルコペニア	主食中心で副食の摂取減量，菓子類の摂取過多 咀嚼や嚥下困難による食材使用の制限 現在は低栄養状態なのに以前の食事療法へのこだわり

● エピソード

　Oさん（82歳，男性）は，I型糖尿病で脳梗塞の既往があり，要介護2，軽い左麻痺がありますが，歩行器を使ってなんとか歩ける状態です。80歳代の妻と2人暮らしで訪問診療，訪問看護，訪問リハビリテーション，訪問栄養を利用しています。

　Oさんは，毎食超速効型のインスリンを打ち，食事は家族と同じ米飯，

常菜を 3 食食べています。半年前の体重は 47.3 kg で BMI 18.4 kg/m^2（身長 160 cm）でしたが，最近では訪問看護と訪問リハビリテーションで外をゆっくり散歩したりできるようになり，体重も 50 kg（BMI 19.5 kg/m^2）に増加しました。

　普段の血糖は 100〜180 g/dL を推移していますが，時々300〜400 g/dL と高値がみられます。HbA1c は 7 ％前半の値です。血糖が高くなったときの前後の生活を確認すると，果物の摂取が多くなっていたり，お菓子を食べていたり，気候が悪く外を散歩できずずっと部屋でテレビをみていたなどの様子が確認できました。訪問医からは，体重も増加し歩行能力も上がってきているので，現状の HbA1c を維持できることを目標に，あまり血糖値が乱れないように食事や運動量の注意をしていこうということになり，多職種で共有しました。

5 　慢性腎臓病

　腎機能障害をより理解しやすく，より早期に発見するために，「慢性腎臓病」（Chronic Kidney Disease：CKD）という概念が提唱されました。

表 5-6 　慢性腎臓病の食事療法のポイントと食に関する問題

エネルギー・栄養素	食事療法のポイント	食に関する問題
たんぱく質	標準体重当たり 0.6〜0.7 g/kg が推奨 たんぱく価の高いたんぱく質をとることも大事	たんぱく質食品といわれても，何をどのくらい食べていいのわからない，たんぱく質食品は全く食べない 咀嚼機能低下からたんぱく質食品を食べられない 金銭的な理由からたんぱく質食品を購入できない
エネルギー	標準体重当たり 30〜35 kcal/kg が推奨，糖尿病や肥満の場合には調整 エネルギー摂取不足による栄養不良にならないように注意	1 回にたくさんの量を食べられない 活動量が少なく，空腹を得られにくい 糖尿病の療養経過でエネルギー調整をしていたため，切り替えられない
塩分	6 g 未満 / 日 （体液過剰，浮腫の予防）	塩分の多い食品の理解が不十分 今までの食習慣から，調味料の添加や漬物の摂取をやめられない
カリウム（K）	カリウム摂取量を 1,500 mg/ 日以下 血清カリウム値 5.5 mEq/L 以下を目標	カリウムを多く含む食品の理解が不十分 たんぱく質食品の摂取過多 簡単に野菜をとろうとして野菜ジュースの利用が増える 果物は食べやすいバナナを選んでしまう

CKD とは，①糸球体濾過量（Glomerular Filtration Rate：GFR）で表される腎機能の低下（GFR < 60 mL/ 分 /1.73 m^2）が 3 か月以上持続するか，②腎臓の障害を示唆する所見が慢性的に（3 か月以上）持続するものをすべて含む病態を指します。

　重症度は原疾患・GFR 区分・たんぱく尿区分を合わせたステージにより評価します。

　中でも，糖尿病性腎症は人工透析導入の大きな要因となっています。ほかに，高血圧性腎症（腎硬化症）も最近増えつつある疾患で，糖尿病性腎症とともに生活習慣病による慢性腎臓病が問題となっています。

　慢性腎臓病での食事管理はとても理解されにくい印象があります。特に糖尿病性腎症の場合は，今まで血糖コントロールのために糖質の摂取や食事のバランスを考え，間食を控えるなどしていましたが，今は糖質よりもたんぱく質摂取調整を優先し，エネルギーが不足するようなら，むしろ間食も推奨されることがあるからです。慢性腎臓病の食事では低たんぱく食品や減塩，低カリウム食品等病態用特殊食品もありますが，毎日使用するには高価であると継続的な使用ができない場合もあります。食事療法には，たんぱく質，エネルギー，塩分，カリウム（K）摂取がポイントになります（表 5-6）。

　摂取たんぱく質量と摂取エネルギーのバランスは，体重減少の有無，血清尿素窒素（BUN）とクレアチニン（Cr）の比（BUN/Cr 比）で評価します。体重減少があればエネルギー不足が考えられ，BUN/Cr > 10 だと，摂取たんぱく質過剰もしくは摂取エネルギー不足であると考えられています。ただし，浮腫がある場合には，体重測定値は目安にならないため，注意します。

● エピソード

　H さん（73 歳，女性）は，一人暮らしで，要支援 1 の要介護認定を受けています。糖尿病性腎症の診断を受け，近隣の病院に通院し，毎月外来の栄養指導を受けてきましたが，なかなか数値は改善しません。あるときケアマネジャーから食事の様子を確認してほしいと相談がありました。

　自宅に訪問すると，一人暮らしの H さんの冷蔵庫の中は空っぽです。聞くと，H さんの姉が金銭管理をしており 1 週間分のお金を置いていくため，いつもちょうど週末にかけてお金はなくなってしまうとのことでした。H さんは，1,500 kcal，たんぱく質 40 g の食事の指示がありましたが，お金がなくなる後半は 1 日 2 食で過ごしていて，摂取エネルギー量も摂取たんぱく質量も不足していました。週の前半と後半で食べむらもあり，このままでは低栄養状態に陥ってしまうと評価し，正しく食べてもらうために，食材の購入時に 1 回分ずつの小分け冷凍をしたり，まとめて調理し保存しておくなど工夫することにしました。

6 透析

　透析療法とは，人工的に血液中の余分な水分や老廃物を取り除き，血液をきれいにする働きを腎臓に代わって行う治療法です。透析療法には，機械に血液を通してきれいにする「血液透析」と，腹膜を利用して血液をきれいにする「腹膜透析」の二つに大きく分けられます。透析により，水と電解質異常，代謝性アシドーシスの補正が行われます。一方で血液透析では導入初期に悪心・嘔吐，頭痛，けいれんや低血圧がみられ，腹膜透析では出血，液もれ，排液不良，腹痛などの合併症がみられます。

　注意が必要なのは，これらはいずれも腎臓の働きの一部を補うもので，完全に代行できるものではないことです。透析療法では補えない部分は，食事や服薬を守ることが必要です

　透析の食事療法の特徴は，適切なたんぱく質と摂取エネルギー量，塩分や水分摂取量，カリウム（K）やリン（P）についてです（表5-7）。

　透析と透析の間の体重増加の原因は，塩分と水分であることが多く，食事摂取量を減らすのではなく，まず塩分と水分摂取量の確認をします。過剰な塩分の摂取は喉が渇きやすくなり，水分の過剰摂取から体重増加につながります。

表 5-7　透析の食事療法のポイントと食に関する問題

エネルギー・栄養素	食事療法のポイント	食に関する問題
たんぱく質	標準体重当たり 0.9〜1.2 g/kg が推奨 質の高いたんぱく質をとることが大事	たんぱく質調整していた時と同様に，減らしすぎてしまう
エネルギー	標準体重当たり 30〜35 kcal/kg が推奨，糖尿病や肥満の場合には調整 エネルギー摂取不足による栄養不良にならないように注意	1 回にたくさんの量を食べられない 活動量が少なく，空腹を得られにくい
塩分	6 g 未満 / 日 （体液過剰，浮腫の予防）	塩分の多い食品の理解が不十分 今までの食習慣から，調味料の添加や漬物の摂取をやめられない
水分	水分とは，飲み物＋料理に含まれる水分＋食品に含まれる水分 血液透析：できるだけ少なく 腹膜透析での除水量＋尿量	飲料の意識は高いが，料理，ゼリー類などの意識が乏しい 料理の中でもカレーやシチュー，あんかけ，汁物などは水分量が多い
カリウム（K）	血液透析では，2,000 mg/ 日以下 腹膜透析では，特になし	カリウムを多く含む食品の理解が不十分 たんぱく質食品の摂取過多
リン（P）	（1 日の適正摂取たんぱく質量 (g) × 15) mg/ 日以下	リンを多く含む食品の理解が不十分 たんぱく質食品の摂取過多

一方，体重増加を気にして，食事量を減らしてしまうことがあり，栄養不足が原因でドライウェイトが合わなくなり，その後食事量の減量が続くと筋肉量の減少や活動量の低下などからサルコペニアにつながるため注意が必要です。

咀嚼や嚥下機能が低下してくると，食形態を軟らかく調整するため，料理や食品からの水分量が増えていきます。また，ミキサー食などの調整で加水してしまうと，ここでも水分量が増えてしまいます。無水鍋や圧力鍋などで食材が持っている水分を生かして加熱したり，ミキサーにかけるときには粥ゼリーなどのつなぎを用いて，できるだけ加水しないという調理の工夫が必要です。

7 心不全

心不全とは心臓の機能が低下している状態を指します。急性心不全は命の危機にさらされることもありますし，慢性心不全が急に悪くなり，しばしば入院治療が必要な急性心不全に移行することもありますが，入院のたびに全身状態が低下していくため，高齢者ではとくに注意が必要です。

心不全の症状には，収縮機能，つまりポンプで血液を送り出す機能が低下することに伴って，全身の臓器に十分な血液が行きわたらないことから起こる症状と，拡張機能，つまり全身の血液が心臓に戻る機能が弱くなり，血液がうっ滞することによって起こる症状があります。ポンプ機能低下による症状としては，疲労感，不眠，冷感などがあり，血液のうっ滞による症状には，息切れ，呼吸困難，むくみ(浮腫) などがあります

高齢者にとって心不全は，寝たきりの原因にもなり，QOL を低下させる大きな要因です。さらに，「フレイル」や「サルコペニア」との関連も指摘され，悪液質 (カヘキシア) は，がんや慢性心不全，慢性腎不全，自己免疫疾患などの慢性疾患を背景とした低栄養で，骨格筋量の低下を特徴とします。

心不全のステージ分類をみると，在宅療養者にはステージ C・D の段階が多いと考えられます (図 5-1)。ステージ A・B では，心不全の発症予防を目標に食事療法は減塩 6 g 未満とし，水分制限は不要，肥満があればその改善とします。ステージ C・D の慢性心不全では栄養状態が保たれていれば，食事療法の中心は減塩 6 g 未満となりますが，減塩によって必要なエネルギー量の確保が困難になるようであれば，エネルギーの確保を優先とします。心不全のステージが進行して栄養状態が悪化している場合には，適正なエネルギー摂取の優先度がより高くなります。

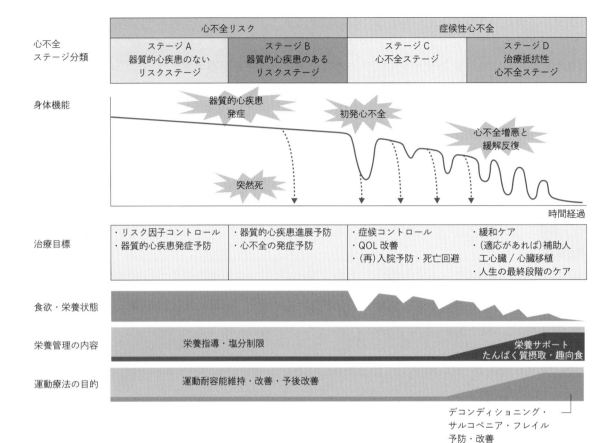

心不全
ステージ分類

心不全リスク		症候性心不全	
ステージ A 器質的心疾患のない リスクステージ	ステージ B 器質的心疾患のある リスクステージ	ステージ C 心不全ステージ	ステージ D 治療抵抗性 心不全ステージ

身体機能

器質的心疾患
発症

初発心不全

心不全増悪と
緩解反復

突然死

時間経過

治療目標

・リスク因子コントロール ・器質的心疾患発症予防	・器質的心疾患進展予防 ・心不全の発症予防	・症候コントロール ・QOL 改善 ・(再)入院予防・死亡回避	・緩和ケア ・(適応があれば)補助人 　工心臓 / 心臓移植 ・人生の最終段階のケア

食欲・栄養状態

栄養管理の内容

栄養指導・塩分制限

栄養サポート
たんぱく質摂取・趣向食

運動療法の目的

運動耐容能維持・改善・予後改善

デコンディショニング・
サルコペニア・フレイル
予防・改善

図 5-1 慢性心不全の経過と栄養状態・栄養管理・運動療法の位置づけの概略

日本心不全学会ガイドライン委員会編：心不全患者における栄養評価・管理に関するステートメント．p.56, 2018.
(厚生労働省：脳卒中，心臓病その他の循環器病に係る診療提供体制の在り方について(平成 29 年 7 月)より改変)

● エピソード

　I さん (88 歳，女性) は，要介護 2 で心不全の増悪で入退院を繰り返しています。漬物が大好きで，毎食たくわんを 3 切，福神漬けを 2 切を食べ，なかなかやめられません。水分は飲料として 500 mL/ 日と指示があり，ペットボトルを使って計量できていました。「お茶はきちんと量って飲んでいるのよ。前みたいに苦しくなるのは嫌だし」と話します。下肢はむくんでいますが，以前はもっとひどかったといいます。

　ある日デイサービスで血圧が高いからと，入浴できずにシャワーだけで帰ってきました。「週 2 回のデイサービスに行く楽しみはお風呂なのよ…。なのに血圧が高いってお風呂に入れてもらえなかったのよ〜」と話します。「お風呂には入りたいの。血圧が高くて入れないなら，しばらくお漬物やめようと思います」そういってそれからお漬物はきっぱりとやめま

した。

　2年後，介助量が増え，要介護3になっていました。あれだけ入退院を繰り返していたのに，デイサービスのお風呂を楽しみに心不全は悪化せずに過ごせています。ただ，認知機能と咀嚼や嚥下機能が低下し，食事時間が長くなり，食べむらが出てきてしまいました。しばらく経過をみていましたが，3か月で体重は毎月1kgずつ減ってきてしまいました。そこで，今の心不全の状態を医師に確認し，食欲増進を優先に食事摂取量を確保する方法を探ることにしました。

8　慢性閉塞性肺疾患（COPD）

　COPD（Chronic Obstructive Pulmonary Disease）とは，慢性閉塞性肺疾患といい，タバコ等が原因の有害物質を長期に吸入したことで生じた肺の炎症性疾患です。慢性気管支炎や肺気腫などで肺への空気の流れが悪くなる病気です。COPDは普段から息切れがあり，特に労作時に息切れが増えます。

　COPDは，肺への空気の流れが悪くなり酸素が取り入れにくく，酸素を取り入れようと呼吸筋の活動増大し，代謝亢進状態となり，安定期でも安静時エネルギー消費量の増大を認めます。しかし，息切れや呼吸困難感，腹部膨満感などから食欲は低下し，食事摂取量が低下し，摂取栄養量不足が起こります。必要な栄養量は増えるのに，摂取栄養量は減るという悪循環が起きます。摂取栄養量不足から，体重・体脂肪・筋肉量の減少がおき，呼吸筋の筋力低下からさらに呼吸は苦しくなります。

　COPDの食事療法のポイントは，必要なエネルギー量の確保，バランスの良い食事です（表5-8）。安静時エネルギー消費量は増えており，その分のエネルギーも確保しなければなりません。呼吸困難での疲労，嚥下と呼吸の協調運動の不良，食欲不振もありますが，食欲がないときでもみた目や盛り付け，少量で高栄養となるような料理の工夫をし，1日3回の食事でとれない場合は，間食も上手に利用します。

　主食や主菜，副菜のバランスのよい食事を心がけ，食がすすまないときにはどんぶりやランチプレートのような一皿料理，ご飯だけでなく炒飯，麺類やパスタ，パンなど目先を変えたメニューもよいでしょう。エネルギーアップには，油脂を上手に利用したいところですが，高脂肪食では，下痢やお腹の不快感などを引き起こすことがあるので注意します。逆に低脂肪食は，二酸化炭素の生産を増やしてしまったり，必要な必須脂肪酸が不足することもあるので注意します。

表 5-8　COPD の食事療法

食事療法のポイント		食に関する問題
必要なエネルギー量の確保	必要なエネルギー量を知る 少量高栄養の食事 間食の利用	呼吸困難感で食事に疲労しやすい 嚥下と呼吸の協調運動が困難 1回にたくさんの量を食べられない 活動量が少なく，空腹を得られにくい
バランスのよい食事	主食，主菜，副菜のバランス 良質なたんぱく質（肉魚卵大豆製品，乳製品） 野菜，きのこ，海藻，果物	いろいろな食材の食事の準備ができない 偏食がある 食べるこだわりがある 元の食習慣を変えにくい

● エピソード

　Hさん（85歳，男性）は妻と二人暮らしです。若いときからのヘビースモーカーで60歳代にCOPDと診断されており，その後，尿路感染症や薬物性の意識障害などが起きています。物忘れに対する不安も出てきた頃，尿路感染症で入院，ADLは低下したまま，在宅療養となりました。ベッドに横になっている時間が長くなり，食べるためにベッドから起きていすに座るのは15分くらいで，すぐに横になりたいと訴えます。食前の血中酸素飽和度は，96％だったのが，いすに座って食べようとすると，90％まで下がり，呼吸数も多くなります。「苦しい，苦しい。飲み込めない」と訴えながら，少量を食べてすぐに横になる，という生活を繰り返していました。元々の偏食もあってか，食事は炭水化物中心，大好きだというパンは飲み込みにくいとのことで，卵かけご飯や豆腐，煮魚など，野菜ジュースもよく飲んでいます。

　在宅酸素が導入になり，食事の直前まで酸素吸入し，食べやすいものを選んでもらうことにしました。1回に食べる量は少ないため，10時と15時にはおやつとして蒸しパンとヨーグルトを食べるようになりました。

9　誤嚥性肺炎

　摂食嚥下障害とは，加齢や疾患等の要因により，口から食べることの障害です。「嚥下（えんげ）」とは，食べ物や飲み物などを反射により，食道へと送り込むことであり，うまく飲み込めず，気管に入ってしまうことを「誤嚥」といいます。誤嚥性肺炎は，細菌や唾液，飲食物と一緒に誤嚥され，気管支や肺に入ることで炎症を起こす疾患です。主な症状は，発熱や咳，痰がらみ，呼吸困難などで

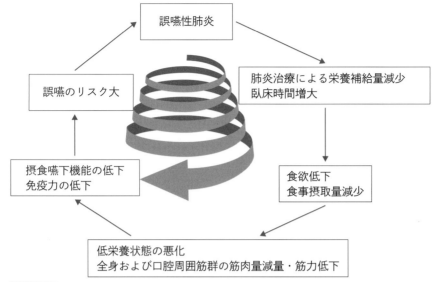

図 5-2 **誤嚥性肺炎による負のスパイラル**

すが，寝たきりの高齢者などでははっきりと症状が出ないこともあるため，元気がない，身体がだるいなど普段と様子が異なるかどうかも大事な観察視点です。

誤嚥性肺炎には，明らかなむせなどの症状がないまま無意識のうちに唾液を誤嚥してしまう不顕性誤嚥と，飲食するときに起こる誤嚥，胃の内容物が嘔吐・逆流したものを誤嚥する逆流性誤嚥があります。

誤嚥の原因となる摂食嚥下機能の低下を診断し，どこにどのような問題があるのか，対処法は何かなど，詳細を評価していきます（詳細は Chapter3 参照）。

大きな問題となるのは，誤嚥性肺炎を繰り返すということです。誤嚥性肺炎を繰り返すことで，肺炎治療時の絶食・末梢静脈栄養のみで栄養補給量は一時的に減少し，臥床時間も増大します。それらは，食欲低下・食事摂取量減少とつながり，低栄養状態の悪化や全身および口腔周囲筋群の筋肉量減少・筋力低下，筋肉量低下となり，さらに摂食嚥下機能の低下，免疫力の低下を招き，誤嚥のリスクは高まり，誤嚥性肺炎を繰り返すという悪循環を招きます（図 5-2）。

これらのスパイラルをたち切るために，適切な栄養補給，口腔ケア，呼吸リハビリテーションによる気道のクリアランス改善，姿勢の調整，一口量や食べるペース，食べさせ方などの環境調整や人工栄養を代替栄養補給法として選択していきます。

● エピソード

　Tさん（74歳，男性）は，妻と二人暮らしで，統合失調症があり服薬治療をしていました。なかなか夜も寝つけず，昼夜逆転もみられていました。食事は家族と同じ常食を食べていましたが，あるとき誤嚥性肺炎で入

院をしてしまいます。肺炎の経過はあまりよくなく，なかなか完治しませんでしたが，入院後3週間で退院することになりました。

退院後すぐの訪問診療で，発熱，血中酸素飽和度低下，呼吸困難感にて，その日のうちに退院してきた病院に搬送され，再入院することになりました。

再入院では肺炎は完治し，今後誤嚥性肺炎を繰り返さないように，胃ろう造設も検討されましたが，胃の前に横行結腸があり，断念することになりました。退院直前では，経口摂取量は1,000 kcal/日しかとれていませんでしたが，経口摂取のみで自宅に退院してきました。

退院後，訪問診療，訪問看護，訪問リハビリテーション，訪問栄養が介入しました。食形態は全粥，ミキサー食（コード2）*でしたが，本人は食べることが大好きで，早く前のようにいろいろ食べられるようになりたいといって，出されたものは完食できました。今回の退院では自分で食べずに一口量の調整しながら食事介助する方法から始めました。妻は調理の準備が間に合わないということで，退院直後は介護食品と栄養補助食品を準備しました。400 kcal分の食事を3回食べ，間食でヨーグルトやプリンを食べて，1,400 kcal/日の栄養補給が可能だったこともあり，みるみるうちに元気になり，2か月で体重は3 kg増加，食形態も全粥，軟菜（コード3）*に改善，水分摂取も薄いとろみでストロー飲みができるまでになりました。食形態が改善したことで，大好きなコロッケも食べられるようになり，妻は手作りの料理と介護食品をうまく組み合わせて，準備できるようになりました。

*嚥下調整食学会分類コード
97–99頁参照

10 がん，緩和ケア

がんに対する医療は，病院ではなくても，在宅でも対応することができます。そのメリットは，住み慣れた家で，家族とともに気兼ねなく過ごしながら，医療を受けられるということです。在宅医療で行うがん医療とは，通院などの抗がん剤治療を行いながら在宅医を併用する場合や，抗がん剤治療後の疼痛管理や緩和ケアです。在宅という場は，患者を全人的にみる場であり，緩和ケアも同様です。本人だけでなく，生活の場や介護者の状況など広い視野をもって支援していく医療です。

在宅療養患者，家族の不安は，緊急時の対応や，食事などの栄養，保清や排泄などの介護についての精神的・肉体的不安，長期療養になったときの経済的不安，さらに療養者本人の療養に関する精神的不安などがあります。数か月から年

単位で在宅療養を行うケースもあれば，最期の数日を自宅で家族と過ごすというケースもあります。いずれも個々の状況にあわせた医療やケアが必要となります。

　患者の療養の質を考えたとき，痛みや身体的苦痛があり，それが大きければ大きいほど，在宅療養を続けることが難しくなってきます。一方で，患者自身の気持ちが穏やかで落ち着いているならば，自宅での療養生活は心地よくなるでしょう。

　気持ちが穏やかでいられるケアの一つに食支援があり，何か食の問題があったとしても，患者が食べておいしいと思えるもの，食べたいもの，好きなもの，おいしいと感じるものを探ります（表5-9）。おいしく食べるためにはおいしく味わうということも重要ですが，痛みや食べることの疲労から食後の口腔ケアをおろそかにしがちになり，口腔内環境が悪化してしまっていることもあります。口腔環境が悪化とは，唾液が出にくい，口腔乾燥，粘膜の炎症などの状態です。口腔環境が悪化している中で食べても，おいしいとは感じにくいものです。疲労を考慮しつつも，口腔ケアは最期まで重要なケアです。

　化学療法中には消化不良やにおい，悪心，食欲不振等の副作用で食べられないことが多くあります。「食べて体力をつけなきゃ」と思えば思うほど，食べられないときは本人にも大きなストレスとなっています。治療終了後でもその症状が残っていたりすると，本人も介護者もどうしたらよいのかわからないと悩みますが，何かに固執することなく，いろいろ試してみるということができるとよいでしょう。

　食べられない状態が続くと，低栄養状態となり，さらに体力の低下や免疫力低下を助長します。しかし，がんという病気ならば，低栄養状態による合併症ではなく，がんで亡くなるという最期を目指したいと思います。

表 5-9 がんで在宅療養中の食支援

食の問題		食支援の対応
食欲不振	においが気になる	魚，ネギ，香辛料などの香りの強いものは避ける 料理は温かいよりも冷たい料理 レモンやかぼすなどの柑橘系の食品を活用 調理する場所と食べる場所を分ける サンドイッチにしたり，焼売や春巻きの皮などで包む 生活臭にも注意（たばこ，芳香剤，化粧品，ハンドクリーム…）
	味がわかりにくい	料理は熱すぎず冷たすぎず 香辛料の利用 味のメリハリ（表面につける） 協調またはわかりにくい味（塩味，甘味，苦味）に合わせて工夫 唾液が出るように食前のうがい
	食べるのが疲れる	軟らかい食事 水分が多いなめらかな食事 （シチュー，水餃子，麺類） 少量で高栄養の料理 （フレンチトースト，蒸しパン…） 1回に食べる量を少なくする
	なんとなく	口あたりがよいものを探す（麺類，果物，アイス…） （例）ざるそば，にゅうめん，パスタ，ラーメン） 食べられるときに，食べられる量を食べる 目先を変える（焼おにぎり，サンドイッチ，あんかけ炒飯，グラタン…）
体力をつけたい		栄養効率を上げる食品や料理（みそ汁→ポタージュ，白飯→炒飯…） たんぱく質食品とその他食材の組合せの料理 （例）鶏つくねのスープ， 　　　豆腐に塩とオリーブオイル 　　　まぐろアボカド 　　　肉や魚をさっぱり料理 （揚げ甘酢，酢豚，鶏ささみのゴマダレ…） 栄養補助飲料 食べる回数を増やす
楽しみたい		ゆとりをもつ（穏やかな雰囲気） 音楽の利用 楽しめる誰かと食べる 食器の工夫 みた目を楽しむ 大きなお皿に少量の盛り付け 彩りよい盛り付け

11 老衰・終末期

　老衰は病気や事故ではなく，加齢による身体機能の低下が原因の自然死のことをさします。老衰では身体がどんどんやせていくため，介護者からは「苦しくないだろうか」，「辛くないだろうか」「痛みはないだろうか」という不安や心配が増えていきますが，身体全体の機能が低下していくため苦しい時間は少ないとされています。

　老衰となる前には，食べられなくなり，やせていき，身体機能が衰えていきます（表5-10）。会話が減り，眠る時間が長くなります。時々，呼吸のリズムが乱れ，速い呼吸，遅い呼吸，無呼吸などもみかけられます。

表 5-10　老衰となる前の状態
• 食べられなくなる
• やせる，体重が減る
• 身体機能が低下する
• 口数が減る
• 眠る時間が増える
• 呼吸のリズムが一定しない

　あまりにも食べられなくなると，口腔内や皮膚が乾燥し，尿が出なくなります。家族や介護者は，点滴を希望することがありますが，点滴で楽になる場合もあれば，痰がらみが増えたり，浮腫，腹水になるなどうまく吸収できないこともあります。身体が水分を吸収できない状態であれば，点滴はむしろ苦痛を増やしてしまうことになるかもしれません。

　在宅療養中に，今後看取りの方向になると判断された場合には，家族や介護者に対して適切な病状説明や今後予測される変化とその対応，患者との接し方について説明していきます。在宅チームは，最期まで患者とも家族・介護者とつきあうチームであり，さらなる信頼関係が重要になります。

　身体機能が低下してくると，食べることが苦痛になったり，笑顔がみられなくなります。食べられなくなると，寝ている時間が多くなり，尿や便の排泄量や回数も減ります。ケアをする時間も減り，そばで見守ることはできても何もできないと，本当にこれでいいのかと家族や介護者は不安になります。

　終末に向かう中で，できる食支援は何かと考えてみます（表5-11）。食べることでむせたり，痰が増えたり，誤嚥による発熱などは避けたいものです。誤嚥のリスクについては十分知識をもって，ケアをしていくことが重要です。食べることが大好きだった人にとって，「味わう」ということは何よりも嬉しいケアの一つです。

身体が脱水状態になってくると，口腔内も乾燥し，唾液の粘性も増してきます。口腔機能の低下から食べ物の残渣も増え，出血もしやすくなります。口腔ケアでは少量でも汚染水を誤嚥することなく，姿勢や道具にも注意を払います。口腔乾燥しているときに，ガーゼやスポンジでは刺激が強いため，口腔ケア用のウェットティッシュや不織布，やわらかいブラシを利用します。保湿用ジェルなどを用いる場合もありますが，不適切な使い方をすると乾燥した口の中にジェルが重ねて塗られ，乾燥したジェルの層ができている，などということも起きてしまいます。しっかりと口腔ケアをした後に，薄いレモン水や果汁などを綿棒やウェットティッシュに湿らせ，舌の上に刺激を入れることで，唾液分泌を促すということもできます。

　本人が最期まで義歯を入れていたい，という希望があるならば，やせてしまい義歯を入れることが苦痛とならないように，最期まで歯科医に義歯調整をしてもらうこともあります。

　グリーフケアを考えると，介護者に食支援に参加してもらうということが大切です。そばにいてもらい体感してもらうだけでもよいですし，介護者に準備してもらったり，一緒にケアをしてもらったりと，介護者の状況によりできる範囲でのかかわりでよいと思います。最期に何かしらかかわれたという満足感にもつながります。

表 5-11　最期までできる食支援

- 口腔ケアによる清潔感
  - ・口腔乾燥
  - ・やわらかい毛の歯ブラシ，口腔ケア用ウェットティッシュ，モアブラシ，適度な保湿剤
  - ・義歯調整
  - ・味わい…口腔ケア後，綿棒などに果汁を湿らせ，舌の上に乗せる
- 嚥下状況をみて，やさしいもの，プリンよりもゼリー（コード 1j →コード 0j）
  - ・誤嚥のリスクを考慮し，たんぱく質・脂質は含まず，糖質や電解質のもの
    （例：イオンゼリー・とろみ，果汁ゼリー・とろみ，清汁ゼリー・とろみ）

（ケア実施のポイント）
・介護者にそばにいてもらう
・介護者が準備したものを使う
・介護者と一緒にケアする

1　褥瘡

　褥瘡は，皮膚に強い圧力を短時間，または弱い圧力を長時間加えることにより，皮膚および皮膚組織，骨隆起をおおう筋肉などの虚血性障害とそれに続く壊死の状態です。

　褥瘡発生には，皮膚に外力が加わり虚血に至る局所的要因と，日常生活の活動性や栄養状態などの全身的要因があります（図 5-3）。環境やケアによる要因もあり，いずれにも栄養・栄養状態は重要です。高齢者の皮膚は脆弱な状態になっており，さらに低栄養状態では筋たんぱく異化亢進がすすみ，筋委縮がみられるため，骨突出も顕著となります。

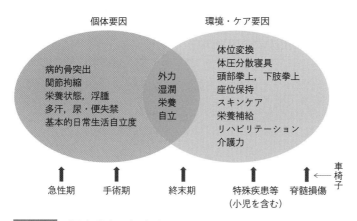

図 5-3　褥瘡発生の概念図

　褥瘡の評価には，DESIGN-R があります（表 5-12）。DESIGN-R は，褥瘡の重症度を分類する，治癒過程を数量化することを目的に作られた褥瘡状態判定スケールです。表 5-12 の 7 項目から褥瘡の状態を判定します。さらに「深部損傷褥瘡（DTI）疑い」と「臨界的定着疑い」を項目に組み合わせた DESIGN-R-2020 が改訂されました*。

＊参考文献
日本褥瘡学会：改定 DESIGN-R2020 コンセンサスドキュメント. 2020.

表 5-12 DESIGN-R の項目

- Depth（深さ）
- Exudate（滲出液）
- Size（大きさ）
- Inflammation/Infection（炎症 / 感染）
- Granulation（肉芽組織）
- Necrotic tissue（壊死組織）
- Pocket（ポケット）

　訪問時には，褥瘡の処置をしながら，褥瘡の状態を観察・評価していきます。最近は，写真を撮り記録し，ICT ツールへ投稿するなどして，多職種で共有し，その評価・介入の議論につなげていきます。

　褥瘡の食支援では，栄養状態の評価をし，低栄養のリスクがあったり，低栄養状態であれば，適切に介入していく必要があります。栄養状態に問題があれば，その原因は何かを探り，栄養摂取方法について考えていきます。在宅では，食品や食べ方以外の原因もあり，日常生活や介護環境など総合的に評価していきます（詳細は Chapter2 参照）。

　褥瘡予防と改善に必要な栄養は表 5-13 に示しますが，高齢者は食事摂取量が少なく，摂取エネルギー量が不足していることが多いため，たんぱく質や亜鉛などの栄養素を補ったとしても，異化亢進が進んでしまいます。まずは，摂取エネルギー量の確保を最優先とし，その上でバランス良い栄養素の摂取に努めます。

表 5-13 褥瘡予防と改善に必要な栄養

1. 熱量（エネルギー）
　炭水化物，マヨネーズ・植物油・生クリームなど油脂の利用
2. たんぱく質（筋肉・骨・血液）
　肉・魚・卵・大豆，乳製品
3. 亜鉛（たんぱく質・核酸の生成を助け細胞の修復を促す）
　牡蛎・チーズ・豚レバー・卵黄・ココアなど
4. ビタミン C（コラーゲン生成・鉄分吸収・造血機能を高める・活性酸素除去）
　キウイ・いちご，ブロッコリーなど
5. アルギニン（条件つき必須アミノ酸：生体の侵襲時には体内合成だけでは不足するため）
　鶏肉・大豆・まぐろ・ナッツなど

● エピソード

　K さん（79 歳，女性）は，夫が入院し一人暮らしとなっていました。その半年後に K さんも腰痛から動けなくなり入院すると，がんの転移がみつかり，抗がん剤治療を受けることになりました。治療の経過の中で，食欲不振と体力の低下もあり，体重は 5 kg 減少。軽い誤嚥性肺炎にもな

り，中心静脈栄養管理（1,200 kcal/ 日）となりました。

　退院後，娘が在宅介護をするようになりましたが，日中はほぼ寝たきりの状態で，1 か月後下肢に褥瘡ができてしまいました。

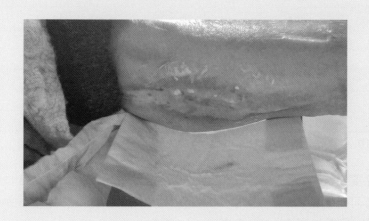

　退院後は中心静脈栄養と並行して経口摂取をすすめていましたが，経口摂取は「中心静脈栄養があるから」とあまりすすまず，数口食べては「いらない」と話す状況が続いていました。食べる機能は改善してきており，褥瘡治癒のためにも，口から食べて栄養をとることの重要性を伝えました。すると，娘が好きなもの・食べられそうなものを探しながら，食べる回数を増やすことができ，栄養補助食品も利用し 2 週間後には褥瘡は治癒しました。

2　脱水

　脱水症は，身体の水分と電解質が失われた状態です。身体の水分が不足すると，口が渇いた，と感じ，水分補給の行動につながりますが，高齢者では中枢神経の鈍化から，口渇感を感じにくく，水分補給が遅れがちです。さらに，脱水には，高張性脱水，等張性脱水，低張性脱水とあり，脱水のときに水やお茶などの電解質を含まないものを飲んでも，口渇感は満たされますが，脱水状態は改善されていないということもあります（表 5-14）。体温調節機能が低下しているときには，脱水状態から熱中症を発症する可能性もあり，注意が必要です。

表 5-14　脱水の種類と症状

脱水の種類	高張性脱水 （水分を多く喪失）	等張性脱水 （水分と Na を喪失）	低張性脱水 （Na を多く喪失）
喉の渇き	ある	弱い	ない
口腔乾燥	ある	ある	ない
食欲不振	ない	ある	ある
嘔吐	ない	ある	ある
めまい	ない	ある	ある
倦怠感	ない	ある	ある
頭痛	ない	ない	ある

谷口英喜他監修：よくわかる　脱水症と経口補水療法ポケット版. p.5, 大塚製薬.

　介護は必要な状況の場合は，脱水症状に気づきにくく，気づいたときには重篤化している可能性もあります。何かあれば早めに気づけるように，普段からの食事摂取や生活行動に注意しておきましょう（表 5-15）。

表 5-15　高齢者のための脱水チェック

□ なんとなく元気がない
□ 言葉数が少ない
□ 落ち着きがない
□ 食欲がなく，食事の量が減っている
□ 眠りがち
□ 熱い場所に長時間いた
□ 唇や口の中が乾燥している
□ 舌の赤みが強い
□ 舌の表面に亀裂があったり，白くおおわれたりしている
□ 皮膚に張りがない
□ 手足が冷たい
□ 脇の下が乾いている
□ 爪を押したときに，色が白からピンクに戻るのが 2 秒以上かかる
□ 尿の回数や量が少ない，色が濃い
□ 便秘気味，便が硬い
□ 下痢や嘔吐がある
□ 微熱が続いている
□ 体重が減っている
□ 血圧が高くなっている
□ 脈が速くなっている

谷口英喜他監修：よくわかる　脱水症と経口補水療法ポケット版. p.8-9, 大塚製薬.

　さらに腎機能の低下により尿の濃縮力が弱まり，より多くの水分が必要になります。降圧や利尿作用を目的に使用する利尿剤により多尿となります。摂食嚥下機能の低下は，水分のむせが多く，水分があまり飲めなかったり控えるようになったりします。食事からの水分を増やしたり，果物やデザートを利用したり，むせを予防するためにストローで飲んだり，とろみをつけたりして，水分摂取量

を確保するようにします。

　Rさん（61歳，女性）は，夫と二人暮らしです。特に大きな病気はしていませんが，なんとなく最近足腰が弱ってきたように思い要介護認定を受けると，要支援1と認定されました。訪問する日程調整の電話をすると，夫は最近食事を食べる量が減ってきて心配だと話します。

　1週間後，「明後日来てもらうことになっていたと思うんだけど，なんか昨日からRの様子がおかしいんだよ。水を飲ませてもむせちゃって」と夫から電話がありました。

　予定を繰り上げすぐに訪問すると，Rさんはリクライニングソファに横になっています。聞くと，ここ3日くらい食事をあまり食べられていなかったこと，一昨日は少し気温が高かったが1時間ほど外で草むしりをしたということ，いつも以上に水分を飲みたがらないので，麦茶を飲ませたが，むせてしまって少ししか飲めなかったということでした。

　皮膚の状態と問診から脱水状態であると判断し，すぐに持参した経口補水液ゼリーを一つ飲んでもらいました。200 mLのゼリー飲料でしたが，飲み終えるまでに20分もかかりました。夫はそばで心配そうにみていましたが，その後Rさんは少し落ち着きを取り戻し，自らゆっくり二つ目のゼリー飲料を飲み始めました。

　その日の夕方，電話でRさんの様子を伺うと，「午前中はありがとうございました。脱水状態だったんですね。あれからまたイオン飲料も飲んで，今はすっきりとした顔になっていつものRです。さっき，お腹すいたってまんじゅう食べてました。これからは気をつけていきます」

Q & A

栄養評価

Q01 食事の記録や内容を把握するとき，そのバランスや量をみますが，視点が合っているのかよくわかりません。

▼

A 毎日の食事内容を正確に把握するには，記録や実際の食事場面での把握は有効です。食事の基本は主食・主菜・副菜ですが，具体的に1日に摂取する食品群と量の目安を表に示します。

慢性疾患などで食事療法の指示がある場合は注意しましょう。

1日に摂取する食品群と量の目安

食品群	食品群	食品例と1日に食べる量(例)	具体的なメニュー
第一群	肉，魚，卵，大豆	薄きり肉2〜3枚，切り身魚1切，納豆1パック，卵1個	鶏のクリーム煮，鮭のちゃんちゃん焼き，目玉焼き
第二群	牛乳，乳製品，骨ごと食べる魚，海藻	牛乳18 mL，ヨーグルト1個 しらす10 g，わかめ，ひじき	フルーツヨーグルトしらすおろし，ひじき煮
第三群	緑黄色野菜	ほうれん草，ブロッコリー，にんじん等200 g	お浸し，にんじんグラッセ
第四群	その他の野菜果物	大根，白菜，かぶ，きゅうり，トマト等150 g みかん1個，バナナ1本，りんご1/4	ふろふき大根，白菜ごま和え，トマトサラダ
第五群	米，パン，麺，いも類	ごはん180 g，パン6枚切1枚，うどん240 g じゃがいも1個 or さつまいも小1/2	ポテトサラダ，肉じゃが，さつまいものミルク煮
第六群	油脂	サラダ油，ごま油，オリーブ油，MCTオイル，しそ油，バター，ピーナッツ等約大さじ1	

Q02　家族と同じ食事を普通に食べられていると思うのですが，体重が減っています。どうしてでしょうか？

▼

Ａ　家族と同じ食事を「普通に」とは，どのような感じでしょうか。体重が減っている，ということは，摂取エネルギー量＜消費エネルギー量ということです。

日常生活の活動やリハビリテーションの量は増えていないでしょうか。消費エネルギーが増えているなら，摂取量を増やす必要があります。

また，家族と同じ食事を出されていても，食べる機能が低下していて食べる時間が1時間近くかかっているということもあります。食べる時間が長いと食べながら疲労や筋緊張などで消耗量も多くなっています。同じ量でも食形態の工夫をすることで，短時間で食べることができ，消耗量が減るかもしれません。

Q03　偏食があり，なかなか食べてくれません。何かよい方法はありますか？

▼

Ａ　もともとあった偏食を急に変えるというのは難しいかもしれません。食べられないものがあるならば，同じ食品群のものと交換することで，栄養不足になることを避けられます（鶏肉→豚肉，ほうれん草→ブロッコリーなど）。しかし，食べられないものがたくさんあるのは困りますね。切り方や味を変える等目先工夫も必要です。

慢性疾患

Q04 糖尿病で血糖は安定していますが，体重が減ってきています。どうしたらいいでしょうか？

▼

A 体重減少がある場合，摂取栄養量の増量を検討しますが，ここで注意が必要なのは血糖のコントロールが必要だということです。現状は安定しているということですが，食事量を増やせば血糖が乱れる可能性があります。医師とよく相談し，低栄養やサルコペニア予防が優先するならば，摂取栄養量を増やし，予想以上の血糖の乱れがみられるようなら，服薬での調整も検討しましょう。

Q05 心不全で，減塩の食事が必要だといわれました。料理の味つけはもともと濃いほうではありません。これ以上何か工夫できることはありますか？

▼

A 減塩の工夫には，減塩調味料の利用や味つけなどがあります。ほかに，塩分の多い食品の使用を減らす，ということもあります。意外に加工品は使っていることもあり，注意してみましょう。

塩分を多く含む食品

・肉魚の加工食品（ソーセージ，ハム，ベーコン，ちくわ，かまぼこ，さつま揚げ，チーズ など）
・干物，塩鮭，調味魚（西京漬け，粕漬け など）
・梅干し，漬物，佃煮，ラーメンの汁 など

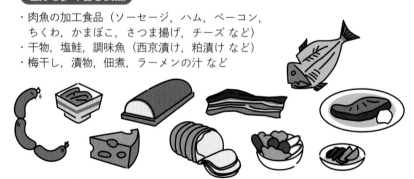

Q 06 食欲があり，よく食べてくれますが，糖尿病性腎症で食事の内容にも注意が必要です。食べる機能が低下してきているともいわれ，あれもこれも考えていると，どんな食事を出していいのかわからなくなります。

▼

A 食欲があるのは良いですね。糖尿病性腎症の食事療法では，糖質量やたんぱく質量，塩分など気をつけなければならないポイントはいくつもあります。さらに食べる機能の低下があるならば，食べ物の軟らかさやまとまりやすさにも注意が必要です。

いろいろとポイントを伝えても，一般的な説明になり，余計に混乱してしまうかもしれないので，まずは普段の食事の習慣を把握し，食事記録などから食べていてよいもの，注意したほうが良いものなど整理してあげるとよいでしょう。そのうえで，そのポイントを伝えていくと，具体性がありより理解につながります。

摂食嚥下障害

＊嚥下調整食学
会分類コード
97-99 頁参照

Q7 退院指導で，嚥下調整食 2-2 ＊，薄いとろみの指導を受けました。退院前に，何を準備しておいたらいいですか？

A コード 2-2 とはミキサーを使ってペースト状に調理する食事です。物性は不均質でも可ですが，とろみづけも必要です。退院してすぐに食事の準備は必要になりますが，退院してすぐは何かとバタバタして余裕はありません。冷凍食品やお惣菜を利用する感覚で市販の介護食品も準備しておくと安心でしょう。

・ハンドブレンダー

・とろみ調整食品

・介護食品

・必要に応じて，自助具や滑り止めネット，エプロン，吸飲み

Q8 年に数回，誤嚥性肺炎で入退院を繰り返しています。以前は家族と同じものを食べていましたが，今ではお粥と軟らかくつぶしたおかずです。市販の食品で探すと，絹ごし豆腐や卵豆腐，茶碗蒸しなど同じものばかりです。何か他にありますか？

A 誤嚥性肺炎の原因には，摂食嚥下機能の低下があります。摂食嚥下機能の低下は何が原因で起きたのでしょうか。繰り返すことでさらに全身機能の低下や摂食嚥下機能低下につながるため，まずは次の再入院を避けたいところです。

軟らかい食品には，温泉卵，ポタージュスープ，まぐろのたたきなどがあります。コード 3 ＊くらいならお弁当用のミートボールや出し巻き卵，クリームコロッケなどがあります。チルド製品の鯖の味噌煮は骨がなく軟らかく仕上がっている商品もあります。

Q9

退院したら，ベタベタしていて嫌だといって，とろみ調整食品を使ってくれません。どのように対応したらよいでしょうか。時々むせるけど大丈夫，と家族は話しています。

▼

A 入院中はどのくらいのとろみの指導だったのでしょうか。とろみをつけずに飲んで時々むせるのでは，やはりとろみ調整は必要ではないかと思います。

ただし，ベタベタしていることで本人の拒否があるならば，指導されたとろみ調整よりも少しだけ減らし，再評価してみましょう。

姿勢や一口量などの飲み方についても総合的に考慮し調整します。

Q10

ミキサー食を食べていますが，誕生日にはケーキで祝いたいと考えています。何か食べられそうなケーキはありますか？

▼

A 誕生日のケーキ，いいですね。

例えば，ムース状の土台にクリームなどでデコレーションされているケーキはどうでしょう。またスポンジケーキでも生クリームと混ぜれば食べられる場合もあります。スポンジを食べやすくするには，牛乳で軟らかくしがちですが，まずはクリーム（油脂）で滑らかにし，その上でかたさ調整のため牛乳(水分)を加えます。

Q11

1人分のお粥を作るのが大変です。何かよい方法はありますか？

▼

A どんな料理でも1人分を作るのって大変です。全粥は，炊飯器があいている時間にまとめて炊いて，1食分ずつ冷凍します。粥ゼリーであれば，炊飯直後の釜の中に酵素入りゲル化剤を入れてミキサーにかけ，小分けにして冷凍します。

パッククッキングという方法は，ポリ袋を使った家庭版真空調理法ですが，ポリ袋の中にお米と水を入れ，電気ポットなどで60分湯煎すれば毎食1食分ずつ作ることができます。

お粥専用の炊飯器などを利用することもできます。

Q12 パンが大好きです。摂食嚥下機能が低下してきましたが，パンは食べられますか？

▼

Ⓐ パンは窒息しやすい食品の一つで，食べるには注意が必要です。パンにはモチモチとした米粉パンやふわっとした蒸しパンなどいろいろな種類があります。パンはフレンチトーストにしたり，パン粥にしたりするとよいでしょう。

Q13 麺類はむせやすいと聞きます。どうしてでしょうか。また何かできる工夫はありますか？

▼

Ⓐ 麺類は具と汁を一緒に食べるため，二相性の食べ物に含まれます。また，すすって食べる食べ方や細くて長いことから，むせやすい食品の一つです。

乾麺や冷凍麺は長くゆでてもコシがあり硬さが残るため，ゆで麺を利用するといいでしょう。またあんかけうどんや小田巻蒸し（うどん入り茶碗蒸し）なども良いでしょう。

Q14 1回にたくさんの量は食べられません。とはいえ，甘いものばかりでは嫌がるので，何か食事の中でエネルギーをアップできる工夫はありますか？

▼

Ⓐ 糖質はエネルギーの確保には大事な栄養素ですが，甘味物ばかりではあきてしまいます。そこで，3食必ず食べる主食の栄養価を高めることに視点をおきます。それは，主食に MCT オイルを加える方法です。MCT オイルは中鎖脂肪酸といわれ，消化吸収が良くエネルギーになりやすく脂肪になりにくいといわれ，小さじ1で37 kcal です。

炊飯器に米と MCT オイルを加え，一緒に炊飯します。少し照りはつきますが，味も変わりなく食べられます。

認知機能の低下

Q15 食べているときに，注意散漫で集中できずに時間がかかってしまいます。

▼

A 注意ができない，集中力がないときは，まず周囲の食事の環境を振り返りましょう。食卓の上に，調味料やおかず，お皿などいろいろなものが置いてある，テーブルやいすのまわりに何かものが置いてある，テレビがついているなど，視覚・聴覚情報が多いと，どうしても注意散漫になりがちです。

Q16 いろいろと食事の工夫をしているのですが，同じものしか食べてくれません。おやつは良く食べるのですが…。

▼

A いろいろなバリエーションがあったほうがあきずに食べてくれると思いがちですが，そうでもなく同じパターンの方が安定して食べられる，という場合もあります。
イメージに固執せず，相手をよく観察しながら対処法を探しましょう。
おやつは食べるということで甘味物は食べるようなら，主食はご飯ではなくおはぎにするという工夫もありです。
白い茶碗に白いお粥のように，みえにくいことが食べない原因になっていることもあります。食器の色も工夫しましょう。

経管栄養

Q17 入院時は食品タイプの半消化態栄養剤を使用していました。退院後は，医薬品タイプの経腸栄養剤に交換したいです。可能でしょうか？

▼

Ⓐ 可能です。医薬品タイプの栄養剤には，半消化態栄養剤がいくつかあります。医薬品タイプの経腸栄養剤は医師の処方になりますので，医師に相談してみましょう。

Q18 腎不全で胃ろうの管理をしています。栄養剤は低たんぱく質が特徴のものを使用しています。しかし，たんぱく質調整の栄養剤は医薬品タイプのものにはありません。購入するには高価で何か工夫ができないかと悩みます。

▼

Ⓐ 一般の栄養剤は，3.5〜5 g/100 kcal のたんぱく質が含まれていますが，たんぱく質調整栄養剤は，1〜3.5 g/100 kcal に調整されています。たんぱく質調整栄養剤は，腎機能が低下しているときに利用する栄養剤です。医薬品タイプの経腸栄養剤には 1 g/100 kcal のたんぱく質調整栄養剤はないため，医薬品タイプの経腸栄養剤だけを組み合わせて使用するのは，栄養素組成を考えると難しいようです。

ただ，経済的な問題から医薬品タイプの栄養剤を使用したい場合は，1 g/100 kcal のたんぱく質調整栄養剤と一般組成の栄養剤を組み合わせることは可能です。一般組成の栄養剤は医薬品タイプの経腸栄養剤を処方してもらいましょう。

例えば，

朝：16 g/400 kcal ＋昼：16 g/400 kcal ＋夕：6 g/600 kcal

＝たんぱく質 38 g/1,400 kcal/ 日

（朝昼は医薬品タイプの栄養剤，夕は食品のたんぱく質調整栄養剤）

Q19 入院中は半固形タイプの栄養剤を使用していました。退院後も半固形化が良いのでしょうか？

▼

A 入院中に半固形タイプを選択したのはどのような理由からでしょうか。その理由には逆流予防，下痢の改善，注入時間の短縮などがあり，いくつかの効果を期待します。逆流予防や下痢の改善は，医学的リスクであり効果が期待できるならば継続は必要です。一方で，時間の短縮については，意外に介護環境により賛否はさまざまです。在宅では半固形化投与の方が短時間ですが，ずっと傍についていなければならないのでストレスになる，液体を滴下するほうが最初の準備だけで楽という意見もあります。在宅で栄養剤の投与は介護者が行うため，介護力に合わせた選択も必要になります。デイサービスに出かけるときは，朝早くから注入しなくていいので半固形，夜はベッドに戻って注入するので液体で注入と変えることもできます。

Q20 利用者の食支援に迷ったら，どこか相談できるところはありますか？

▼

A 食支援の相談は，ぜひ管理栄養士が受けたいところです。しかし，在宅や地域活動をしている管理栄養士はまだそれほど多くありません。地域で活動する管理栄養士を探すには，日本栄養士会の認定栄養ケアステーションがあります。また，がん，糖尿病，腎，摂食嚥下リハビリテーション栄養，在宅等の専門管理栄養士制度もあり，日本栄養士会のホームページには資格取得者が公開されています。

他にも市町村や保健所にも管理栄養士はいますし，病院や施設にも管理栄養士はいますので，利用者の関連機関を優先に相談をしてみてはいかかでしょうか。

Index

和　文

あ

悪液質　141

温め直し　42

い

一汁二副菜　117

胃ろう　94

咽頭期　69

う

うがい　84

え

衛生管理　42

栄養アセスメント　26

栄養アセスメントの項目　22

栄養管理　5

栄養管理プロセス　20

栄養情報提供書　58

栄養スクリーニング　21, 23

栄養不良　54

栄養補助食品　122

嚥下調整食　45

嚥下調整食学会分類 2021　97

嚥下調整食の物性の特徴　106

嚥下調整食分類　57

か

改訂水飲みテスト　73

買い物　40

覚醒　44

家族　56

片付け　42

粥　111

粥ゼリー　163

加齢　7

がん　146

簡易栄養状態評価法　24

間接訓練　88

緩和ケア　146

き

きざみ食　51

器質的口腔ケア　82

義歯の取り出し　83

基礎代謝量　30

喫食　41

気道のクリアランス　77

機能的口腔ケア　82

逆流性誤嚥　145

筋力低下　10

く

口から食べる　4

口から食べる機能　66

くも膜下出血　130

グリーフケア　150

け

経管栄養　94

経口摂取ができなくなった　62

経腸栄養　94

経腸栄養剤　95

経鼻経管栄養　94

血圧　54

血液透析　140

血中酸素飽和度　44

血糖　54, 136

ゲル　114

ゲル化剤　114

玄関　42

こ

口腔期　69

口腔ケア　81

高血圧性腎症　139

行動・心理症状　133

誤嚥　96

誤嚥性肺炎　66, 99, 144

誤嚥物の咳嗽・喀出力　99

呼吸リハビリテーション　100

コップ　91

ごみ出し　42

献立　117

さ

再評価　102

サルコペニア　28, 93, 137

し

嗜好　48

自助具　90

姿勢の調整　89

舌ケア　85

市販食品　119

社会性の衰え　13

重症低血糖　136

周辺症状　133

主観的包括的評価　23

主菜　117

主食　111, 117

準備期　69

消化態栄養剤　95

常菜　51

情報共有　58

静脈栄養　94

食具　46

食形態　45, 51, 96
食材の調達　40
食支援　2
食事介助　46
食事記録　57
食事記録用紙　48
食事摂取量　45, 48
食事提供量　45
褥瘡　151
食道期　69
食塊形成　110
食器　46, 91
腎硬化症　139
人工的水分・栄養補給法　62
人工透析　139
身体的な衰え　13
心不全　141
心理・精神的な衰え　13
す
水分摂取　50
スプーン　90
スマホ　57
せ
成分栄養剤　95
咳　47
摂取栄養量　45
摂食嚥下5期　69
摂食嚥下アセスメント　76
摂食嚥下障害　130, 144
摂食嚥下状況レベル　71
摂食嚥下のスクリーニング　71
先行期　69
た
退院　15
体重減少率　93
体重減少率の計算式　94
台所　43

唾液腺のマッサージ　87
多職種連携　59
脱水症　153
食べる姿勢　46, 77
食べる楽しみの喪失　66
食べる前の準備体操　86
ち
地域栄養ケア　15
地域包括ケアシステム　14
中核症状　133
中心静脈栄養管理　94
調理　41
調理器具　43
直接訓練　88
チルド食品　119
つ
つなぎ　110
て
低栄養状態　6, 93
と
透析　140
糖尿病　136
糖尿病性腎症　139
とろみ水でのうがい　84
とろみ調整食品　112
な
軟菜　51
軟飯　111
に
二相性の食べ物　108
日本介護食品協議会　121
認知症　133
認定栄養ケアステーション
　　　　　　　　　　　　167
ね
粘膜ケア　84

の
脳血管障害　130
脳梗塞　130
濃厚流動食　95
脳出血　130
は
パーキンソン病　132
排泄機能の低下　10
パウチ食品　119
はし　90
パッククッキング　163
鼻水　47
歯ブラシケア　84
ハリス・ベネディクト式　30
パン　164
半消化態栄養剤　95
ハンドブレンダー　116
反復唾液嚥下テスト　72
ひ
必要エネルギー量　31
必要たんぱく質量　32
ふ
フィジカルアセスメント　36
フィジカルイグザミネーション
　　　　　　　　　　　　36
フードテスト　73
不感蒸泄　51
副菜　117
腹膜透析　140
不顕性誤嚥　145
フレイル　12
フレイルの診断　28
プレフレイル　28
ほ
訪問栄養指導　18
訪問看護の栄養管理　2
保存　40

ま

慢性疾患　54

慢性腎臓病　138

慢性閉塞性肺疾患　143

み

ミキサー　116

ミキサー食　51

む

むせ　47

め

メール　57

麺類　164

も

問診　36

や

薬剤性嚥下障害　67

ゆ

ユニバーサルデザインフード　121

り

リスク　100

リハビリテーション　55

リハビリテーション栄養　55

倫理　96

れ

冷蔵庫　44

レジスタンストレーニング　55

ろ

老衰　149

欧　文

A

AHN　62

B

BMI　6, 93

BPSD　133

C

CKD　138

COPD　143

COPD の食事療法　144

D

DESIGN-R　151

E

EAT-10　74

G

GLIM　26

K

KT バランスチャート　78

L

LINE　57

M

MCT オイル　164

MNA　24

MUST　24

P

PES 報告書　22

S

SGA　23

U

UDF　121

訪問看護のための栄養アセスメント・食支援ガイド

2022 年 6 月 20 日　発行

編　著　江頭文江
編　集　梶井文子
発行者　荘村明彦
発行所　中央法規出版株式会社
　　　　〒110-0016　東京都台東区台東 3-29-1　中央法規ビル
　　　　TEL 03-6387-3196
　　　　https://www.chuohoki.co.jp/

印刷・製本　日本ハイコム株式会社
装幀デザイン　日本ハイコム株式会社

ISBN978-4-8058-8723-3
定価はカバーに表示してあります
落丁本・乱丁本はお取り替えいたします

○本書へのご質問について
本書の内容に関するご質問については，下記ＵＲＬから「お問い合わせフォーム」にご入力いただきますようお願いいたします。
https://www.chuohoki.co.jp/contact/